总 主 编 黄惠娟 陈雪萍
副总主编 章冬瑛 王撬撬

老年人康养照护技术

（共4册） （融媒体版）

第一分册

特色照护技术

主编 陈雪萍 章冬瑛

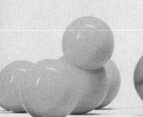

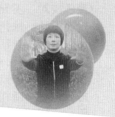

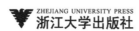

ZHEJIANG UNIVERSITY PRESS
浙江大学出版社

图书在版编目（CIP）数据

老年人康养照护技术：融媒体版 / 黄惠娟，陈雪萍
总主编. —杭州：浙江大学出版社，2021.6
　ISBN 978-7-308-21249-6

　Ⅰ. ①老… Ⅱ. ①黄… ②陈… Ⅲ. ①老年人－护理
学 Ⅳ. ①R473.59

中国版本图书馆 CIP 数据核字（2021）第 060341 号

老年人康养照护技术(融媒体版)

黄惠娟　陈雪萍　总主编

策划编辑	阮海潮（1020497465@qq.com）
责任编辑	阮海潮
责任校对	王元新
封面设计	杭州林智广告有限公司
出版发行	浙江大学出版社
	（杭州市天目山路 148 号　邮政编码 310007）
	（网址：http://www.zjupress.com）
排　　版	浙江时代出版服务有限公司
印　　刷	浙江省邮电印刷股份有限公司
开　　本	889mm×1194mm　1/32
印　　张	18.875
字　　数	306 千
版 印 次	2021 年 6 月第 1 版　2021 年 6 月第 1 次印刷
书　　号	ISBN 978-7-308-21249-6
定　　价	90.00 元（共 4 册）

老年人康养照护技术
（融媒体版）

编委会名单

主 任 黄惠娟

副主任 陈小英 俞 华 卢胜兰

编 委（以姓氏笔画为序）

丁 炜 马继龙 王撬撬 杨 玉

杨 丽 何 宽 陆 叶 陈晓慧

陈爱雪 陈雪萍 卓永岳 竺 愿

曹世华 章冬瑛 梁 赉 董 敬

组织、支持单位：

国家卫生健康委南京人口国际培训中心

国家卫生健康委科学技术研究所

中国人口福利基金会

中国老年保健协会健康照护与教育分会

浙江省时代养老服务评估与研究中心

前　言

　　日常康复保健是维持老年人健康和预防、延缓发生失能、失智及慢性病的重要举措。在失能、失智和老年衰弱的不同阶段,改变被动的替代式照护,利用环境改造、辅具辅助和有针对性的康复活动,尽可能地促进老年人自理生活,提高生存质量,是提高老年照护品质的核心内容,也是老年健康服务持续努力的方向。

　　国家卫生健康委南京人口国际培训中心是国家卫生健康委直属事业单位,主要从事卫生健康系统干部培训工作,同时致力于项目开发与课题研究。其中老龄健康作为该中心关注的重点领域,近年来不断探索,以老龄健康服务能力建设项目为抓手,在老龄健康与医养结合服务理论研究、人才培养、基层实践、培训基地建设、教材开发、国际交流与合作等方面有一定的工作成效。

　　我国老年人数量约占世界老年人数量的五分之一,老龄化速度也是最快。我国老年健康服务需要借鉴国际经验,学习其管理模式,更需要结合我国几千年的家庭养老文化和传统的养生保健方法。目前,中西医相结合的照护服务已成为具有中国特色、值得向国际推介的老年健康服务之一。

为此,中心一直关注并支持老年人照护技术创新、规范建设和服务能力提升等相关工作。中心与杭州师范大学陈雪萍教授团队共同开展了照护服务规范和照护技术开发研究,出版了《居家养老服务规范》(2017,浙江大学出版社),研发了一批中西医相结合的特色照护技术,如手指操、听力保健操、养生起床操、便秘腹部按摩服务项目、帕金森"面具脸"按摩服务项目等,这些成果在全国社区老龄服务能力建设培训班、新家庭计划培训班及中国卫生援助发展中国家老龄服务能力建设培训班中传授,得到广泛好评。照护规范建设和照护技术创新也因此作为中国最佳实践纳入"发展中国家应对人口老龄化最佳实践范例集(2017)",并在2017年发展中国家人口与发展部长级国际会议开幕式上发布。

为丰富老龄健康项目内涵,在老年人照护层面对日常养生、保健、康复的方法进行系统梳理、汇编,并拍摄制作相应的视频,汇集成老年人康养照护能力建设系列视频教材——《特色照护技术》《老年人日常运动养生》《慢性病运动康复》《常见病症穴位按摩》。

本丛书继于传统、创新于实践，中医技术与日常康复保健方法相结合，用图片、视频形式呈现，通俗易懂而不失科学性，可用于照护者培训和自护互助学习。

同时，本丛书的编撰及视频的拍摄制作也是一项创新性尝试，不足之处在所难免，希望在广大读者的爱护下不断修正、完善。

希望本丛书能在维持老年人健康及日常照护中发挥作用。

国家卫生健康委南京人口国际培训中心

2021 年 5 月 6 日

第一分册

特色照护技术

主　　　编	陈雪萍	章冬瑛	
研究及编写者	程丽娟	郑佳映	卢友梅
	陈咪娜	刘炳炳	刘　会
	王花玲	陈　姬	姚　露
	徐超楠	郭莎莎	杨　玉
	杨泽荣		

目　录

特色照护技术

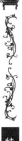

特色照护技术

一、听力保健操

(一) 概述

我们曾整群抽样对一个社区所有老年人进行听力筛查,发现听力下降的比例相当高,603位老年人中有听力异常(包括略有下降、明显下降、耳聋)的老年人220名,占比36.5%,其中以略有下降为主,共153名,占69.5%(153/220),耳聋人数相对较少,仅7名,占3.2%(7/220)。

许多研究证明,利用外耳道压力变化使鼓膜、中耳听骨链适当活动,辅以穴位按摩,促进血液循环,可以改善和延缓听力下降。

因此,我们在前人研究的基础上,结合中西医原理,针对不同程度听力下降的老年人,设计一套简单易行的听力保健操,并于社区进行实验验证。结果显示,此套听力保健操可以改善主观语言识别率及语言交流能力,减轻耳鸣症状。

(二) 方法

准备工作:取下耳环、耳钉、戒指之类饰物,取

特色照护技术

下眼镜,修剪指甲,撸起耳前头发。

　　第一节:搓手捂耳。将手掌摩擦生热(见图 1-1),随即将两掌紧按于两侧耳郭片刻,重复数次。热敷耳郭促进血液循环(见图 1-2)。

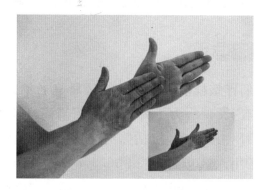

图 1-1　搓热双手

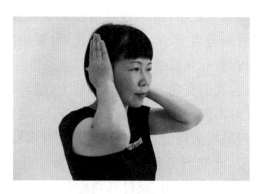

图 1-2　热敷耳郭

　　第二节:按耳鸣声。双手掌心贴耳郭向内按压,然后突然向外松手,反复进行四个八拍。按压耳郭后手掌突然外拔,使外耳道产生负压,牵引鼓膜、听骨链振动,促进血液循环,延缓老化(见图1-3、图1-4)。

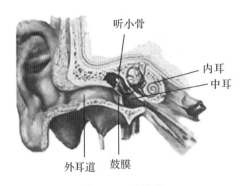

图1-3　耳结构

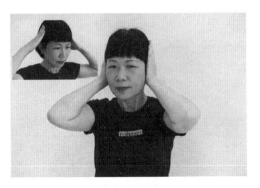

图1-4　按耳鸣声

第三节:揉搓耳郭。两手拇指放在两侧耳郭背面,食指放在耳郭前面的耳甲艇部分,从上往下揉搓四个八拍。按摩耳郭,刺激穴位,促进血液循环(见图 1-5)。

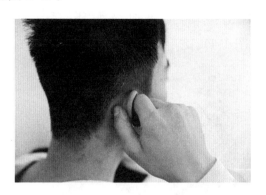

图 1-5　揉搓耳郭

第四节:揉捏耳垂。用食指、拇指捏住耳垂,顺时针方向按揉两个八拍,再逆时针方向按揉两个八拍(见图 1-6)。

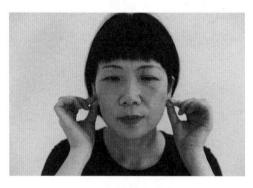

图 1-6　揉捏耳垂

第五节:揉压三穴。稍张口,以两手食指按揉耳屏前方凹陷处三穴位(耳门、听宫、听会,见

图 1-7），顺时针按揉两个节拍，第三个节拍由轻到重向外耳道方向按压耳屏，第四拍再突然放手（见图 1-8、图 1-9）；同样，逆时针方向按揉两个节拍，再向外耳道方向按压耳屏，然后突然放手，反复进行，做四个八拍。

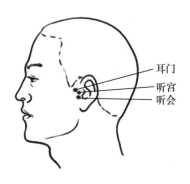

图 1-7　耳前三穴

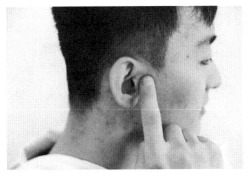

图 1-8　按揉三穴

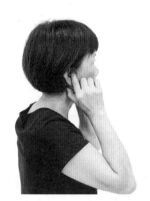

图 1-9　按压三穴

　　第六节：鸣天鼓。两手掌掩耳，两手抱枕部，两食指压中指上方，然后用力下滑敲击枕部及乳突部（见图 1-10）。

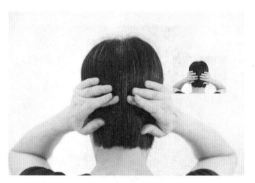

图 1-10　鸣天鼓

　　第七节：轻拍耳郭。两手四指并拢，快速轻拍两侧耳郭（见图 1-11）。

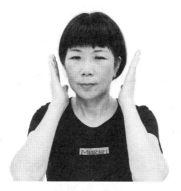

图 1-11　轻拍耳郭

▓(三)注意事项

操作前取下耳钉等耳部装饰物，修剪指甲，用力适当，按揉手法由轻到重以不感到疼痛为宜，避免损伤。有外耳道感染、中耳炎、鼓膜穿孔、耳部肿瘤、耳部外伤或手术后等不宜进行。

二维码1
听力保健操

（刘　会　郭莎莎　陈雪萍　章冬瑛）

二、主动手指操

(一) 概述

手握力不仅反映手部和前臂肌肉力量,同时反映全身肌肉总体力量和机体其他功能状况,是临床手功能评定和国民体质测试的重要指标。据报道,手握力9千克是满足日常生活所需的最低值。握力与年龄、性别、运动、营养及疾病等因素有关。

我们对12个社区1765位老年人进行手握力测量,手握力均值为17.78±7.45千克,手握力随年龄增长而下降,75岁以后下降加速,男女老年人90岁以后手握力趋向接近(见图2-1)。

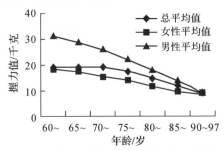

图2-1 老年人手握力值随年龄变化情况

良好的身体状态和坚持运动的老年人,其手握力维持在较好水平。那么,能否通过锻炼来提升老年人的手握力呢?为此,我们在前人研究基础上编制了一套手指操,并对2家养老机构的高龄老人80人进行为期3个月的手指操干预研究。结果显示,高龄老人手握力值平均提升2.2千克,日常生活活动能力(ADL)评分值平均提高1.1分,手握力和生活自理能力均有所提高。

▌▌▌(二)方法

准备工作:修剪指甲,取下戒指。坐于舒适位置,前后、左右留出活动空间。准备活动:①按摩手心、手背:两手手指伸直,掌心相对互搓,接着用右手掌摩搓左手背,左手掌摩搓右手背,相互交替直到双手微微发热为止(见图2-2);②十指交叉相

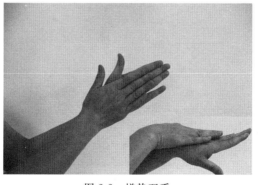

图2-2　搓热双手

特色照护技术

握,顺时针、逆时针方向活动手腕各两个八拍(见图 2-3);③两手放同侧肩部,向前、向后旋转肩部各两个八拍(见图 2-4)。

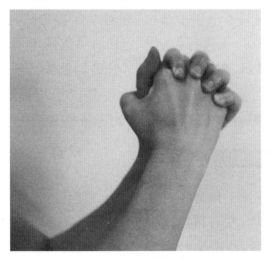

图 2-3　转腕

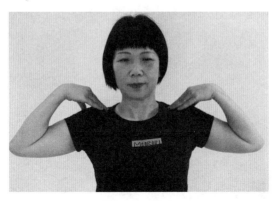

图 2-4　转肩

第一节：张指。将肘抬到与胸同高的位置，双手掌心相对，十指用力张开、用力攥拳（见图 2-5）。

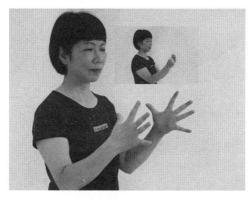

图 2-5　张指

第二节：抓指。双臂向前抬起与肩同高，双手掌心朝下，以双臂带动双手做抓拉动作（见图 2-6）。

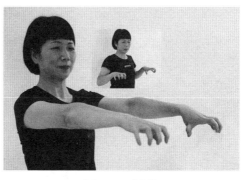

图 2-6　抓指

第三节：数指、伸指。张开双手，手指自然伸直，从小指或拇指开始，依次用力弯曲收指，再依次展开（见图2-7）。

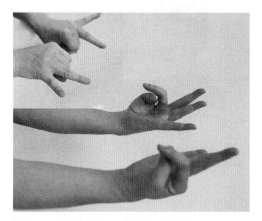

图 2-7　数指、伸指

第四节：点指。双手掌心相对，十指依次互相点击。左右手对应手指点击时，其他手指不能接触（见图2-8）。

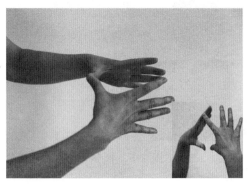

图 2-8　点指

第五节：压指。双手指尖相对，用力对压（见图2-9）。

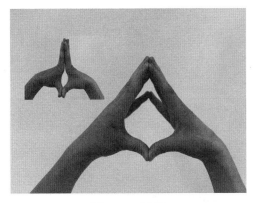

图2-9　压指

第六节：击指根。双手交叉相对，用力弹击指根（见图2-10）。

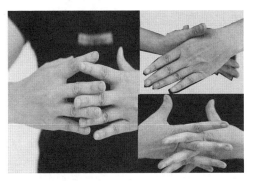

图2-10　击指根

第七节：捏指。从指尖到指根侧捏手指，再从指根到指尖前后捏手指，逐一捏十指（见图 2-11）。

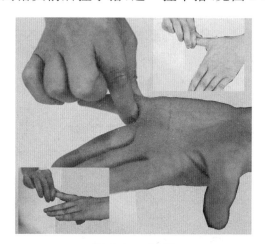

图 2-11　捏指

第八节：拉指。前臂与胸同高，先由右手依次用力拉拽左手各手指；再换手（见图 2-12）。

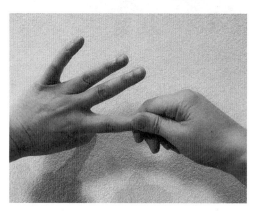

图 2-12　拉指

第九节：勾指。前臂与胸同高，双手指互扣相拉（见图 2-13）。

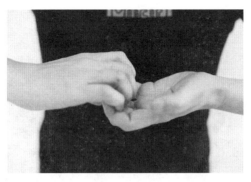

图 2-13　勾指

第十节：推掌。双手十指交叉，掌心朝外做手掌外推、内收运动（见图 2-14）。

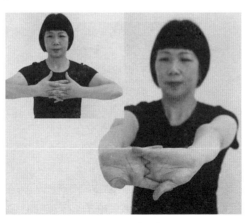

图 2-14　推掌

特色照护技术

第十一节:压腕。双手合十,先左侧压腕,再右侧压腕,然后旋转运动(见图2-15)。

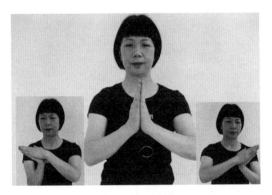

图2-15　压腕

第十二节:甩手。双臂微微弯曲,手指自然下垂,掌心向内,带动手腕甩动手指(见图2-16)。

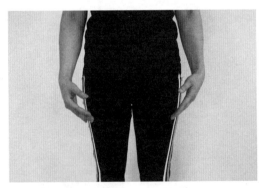

图2-16　甩手

(三)注意事项

注意活动空间,避免活动时手碰伤;修剪指甲,侧捏手指指尖时注意捏指腹,避免被指甲伤到;用力大小和速度根据自身肢体功能情况而定,活动和缓。

（卢友梅　陈雪萍　王花玲）

二维码2
主动手指操

特色照护技术

三、手指按摩康复服务项目

(一)概述

手可通过屈、伸，内收、外展等形式进行活动，是人体最灵活、最复杂的运动器官，也是人维持工作和生活的基础。中国传统医学认为，手包含人体所有器官的映射区，是经络穴位集中地，为人体健康的最佳观察与调适区之一。手三阴经与手三阳经在手指指端处相交，劳宫、少商、合谷、商阳等穴位也聚集于手部，这些均与健康紧密相关。

许多研究证明，人的手部运动会刺激大脑，增加大脑血流量，对大脑皮层的活动和结构产生积极影响。手指穴位的揉、捏及握拳、张指、拍打等锻炼能改善记忆、认知、情绪、握力、步行能力、平衡能力及生活质量等。

为探究手指按摩对老年期痴呆患者认知功能的影响，我们在前人研究基础之上，设计了一套包括弹击指尖、按摩刺激手指穴位等在内的手指按摩康复服务项目，并对 40 例老年期痴呆患者进行实验验证研究,结果发现手指按摩康复服务项目可改善老年期痴呆患者的回忆能力、语言能力,提高日常生活活动能力,改善精神行为症状。同时,手指按摩康复服务项目对失能老人有良好的身体体验,对于提升生存质量很有益处。

▌▌▌(二)方法

准备工作:与老人沟通,协助大小便。操作者和老人修剪指甲,取下戒指,清洁双手。操作者双手互搓至热,帮助老人取舒适体位,暴露双手。

第一节:揉搓手心、手背。用掌心覆盖老人手心,来回摩擦;用掌心覆盖老人手背,来回摩擦至微微发热。同法换另一侧手(见图3-1)。

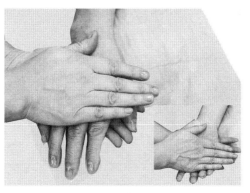

图3-1 揉搓手心、手背

第二节:弯指。操作者一手固定老人一侧手

掌,使其掌心朝上,手指自然伸直。另一手弯曲老人的拇指,稍用力按压,然后恢复自然状态,依次或同时弯曲其余四指(见图 3-2、图 3-3)。同法完成另一侧手。

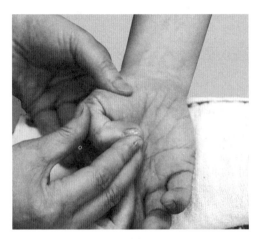

图 3-2　弯拇指

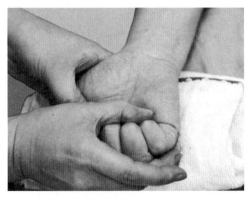

图 3-3　弯四指

第三节:伸指。操作者一手固定老人一侧手掌,使其掌心朝下,手指自然伸直。另一手帮助老人背伸拇指,稍用力,然后恢复自然状态,依次背伸其余四指(见图3-4、图3-5)。同法完成另一侧手。

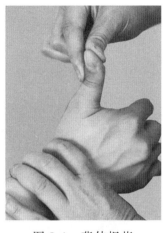

图 3-4　背伸拇指

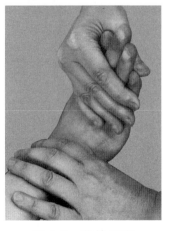

图 3-5　背伸四指

第四节:捏指。操作者一手固定老人一侧手掌,使其掌心朝上,手指自然伸直。另一手大拇指和食指拿住老人手指,大拇指置掌侧,从指根到指尖依次拿捏(见图 3-6)。同法完成另一侧手。

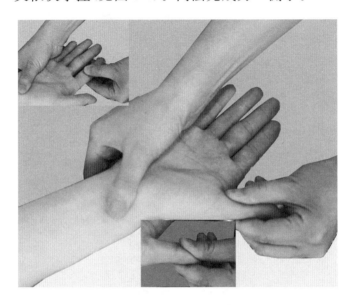

图 3-6　捏指

第五节:夹指。操作者一手固定老人一侧手掌,使其掌心朝上,手指自然伸直。另一手食指和中指夹住老人手指两侧,从指根到指尖依次夹压,稍用力(见图 3-7)。同法完成另一侧手。

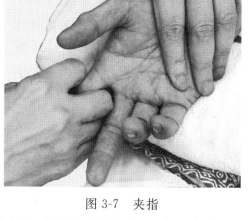

图 3-7　夹指

　　第六节：揉指。操作者一手固定老人一侧手掌，使其掌心朝上，手指自然伸直。另一手拇指和食指、中指拿住老人手指，拇指置掌侧，用指腹从指根到指尖方向依次旋转揉动老人手指（见图 3-8）。同法完成另一侧手。

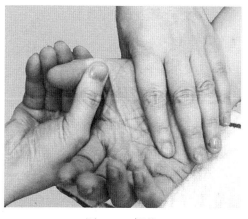

图 3-8　揉指

第七节：捻指。操作者一手固定老人一侧手掌，使其掌心朝上，手指自然伸直。另一手拇指和食指、中指的指腹依次夹持老人手指两侧，从指根到指尖方向捻动（见图3-9）。同法完成另一侧手。

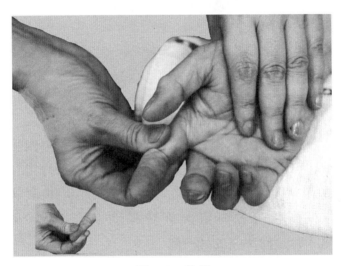

图 3-9　捻指

第八节：摇指。操作者一手固定老人一侧手掌，使其掌心朝上，手指自然伸直。另一手拇指、食指拿住老人手指，固定指关节，左右、旋转摇动各指（见图3-10）。同法完成另一侧手。

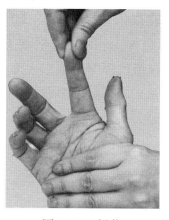

图 3-10　摇指

第九节：拔指。操作者一手固定老人一侧手掌，使其手背朝上，手指自然伸直。另一手拇指、食指拿住老人手指，拇指指腹对老人手指背面，食指抵住老人手指掌侧，从指根到指尖方向拔拉（或者食指、中指夹住老人手指掌、背侧向指尖方向拔拉），到指尖时稍用力快速拔出（见图 3-11）。同法完成另一侧手。

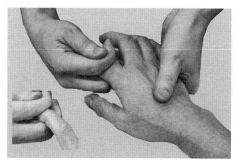

图 3-11　拔指

第十节:弹指尖。操作者一手固定老人一侧手掌,使其掌心朝上,手指自然伸直。另一手拇指、食指的指腹依次捏紧老人各指的指尖,然后迅速张开(见图3-12)。同法完成另一侧手。

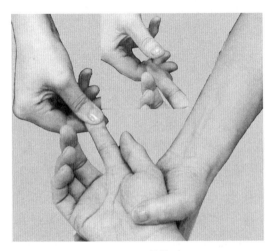

图3-12　弹指尖

第十一节:转腕。操作者一手固定老人一侧前臂,另一手握老人手,前后、左右、旋转腕部(见图3-13)。同法完成另一侧手。

最后用手揉搓老人手掌、手背,放松。

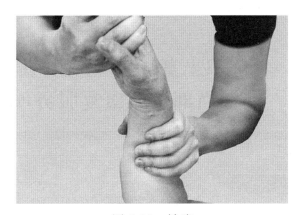

图 3-13　转腕

(三)注意事项

注意用力适当,以不致疼痛为度,每个动作做 2～4 遍。严重骨质疏松者动作不宜过重,避免造成手指骨折。操作前修剪指甲,夹指到指尖时避免夹指甲两侧,注意预防手指受伤。

（刘炳炳　陈雪萍　徐超楠）

二维码 3
手指按摩康
复服务项目

特色照护技术

四、帕金森病"面具脸"
面部按摩康复服务项目

 (一) 概述

帕金森病(PD)是常见的老年性神经退行性疾病,发病率随着年龄的增加而增长。帕金森病临床表现分为运动和非运动症状,其中面部运动迟缓是帕金森病患者常见的运动症状。面部运动迟缓俗称"面具脸"或"扑克脸",表现为眉部、眼睛、面颊、嘴唇等运动的速度、弹性和协调性方面的不足,严重影响口面部功能,造成语言障碍、流涎等。面部运动迟缓与控制面部表情的肌肉运动减少或消失有关,给人一种冷漠、不合群等不良感受,严重时会造成社会脱离、认知障碍等后果。

国内外许多研究证明:电刺激、磁刺激及音乐、语言、运动疗法对于震颤、运动迟缓、肌强直、吞咽困难、语言障碍等都有一定的效果,我国传统中医的点穴、按摩、中药调理及情志护理等也有一定的疗效。

为此，我们在前人研究的基础上，运用中医理论，将穴位按摩、推拿等具有中医特色的康复护理技术与面部训练法相结合，编制了一套针对帕金森病"面具脸"的面部按摩康复服务项目及一套面部主动按摩康复操，并进行了帕金森病"面具脸"面部按摩康复服务项目的实验验证。养老机构内54位帕金森病患者，经过为期8周的帕金森病"面具脸"面部按摩康复服务项目干预，结果显示该套服务项目能提高患者眨眼频率、减轻不良情绪、改善睡眠质量、提高生存质量，对患者的面部表情、面部震颤、嘴唇震颤有效。

▰▰▰ (二) 方法

准备工作：与老人沟通，协助清洁面部，卧于舒适位置。操作者洗手。

第一节：揉搓双手，热敷全脸。揉搓双手至微微发热，用手热敷老人脸部（见图4-1）。

第二节：指推印堂，按揉"三处"。将精油或润肤霜涂抹于老人脸上；用大拇指从印堂推抹至发际，按揉印堂、头面、额窦三处（见图4-2）。

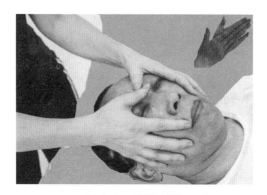

图 4-1　搓手敷脸

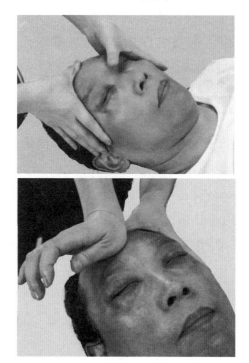

图 4-2　指推印堂,按揉"三处"

第三节:双手捏眉,点按"三穴"。双手拇指、食指从眉头捏至眉梢,点按攒竹、鱼腰、丝竹空三穴(见图4-3、图4-4)。

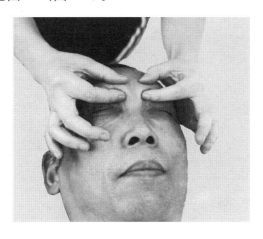

图 4-3　双手捏眉

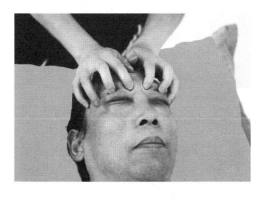

图 4-4　点按攒竹、鱼腰、丝竹空三穴

特色照护技术

31

第四节：轮刮眼眶，按揉太阳穴。用拇指指腹轻刮上、下眼眶，用食指指腹按揉太阳穴（见图4-5、图4-6）。

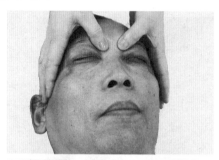

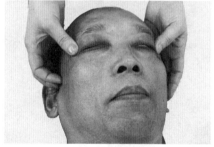

图4-5　轮刮眼眶

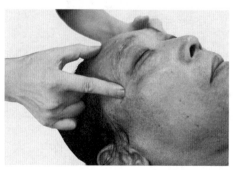

图4-6　按揉太阳穴

第五节：轻揉面部，点按迎香、鼻通。用手掌轻揉面部各处，并稍向上方提拉，用食指、中指点按迎香、鼻通二穴（见图 4-7、图 4-8）。

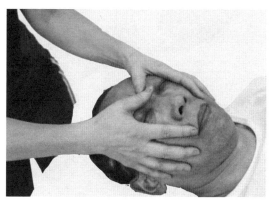

图 4-7　轻揉面部

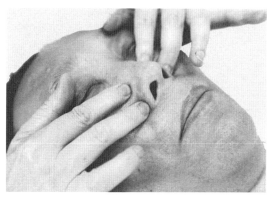

图 4-8　点按迎香、鼻通二穴

第六节：轻扣面部，点按"三穴"。用指尖由下而上轻扣面部；用食、中、无名指分别点按四白、巨髎、地仓三穴（见图4-9、图4-10）。

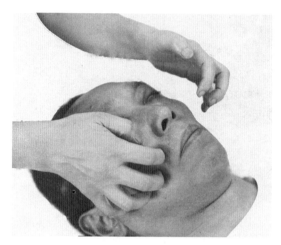

图4-9 轻扣面部

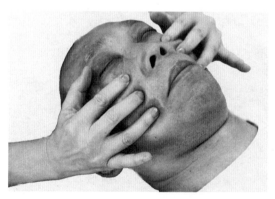

图4-10 点按四白、巨髎、地仓三穴

第七节：按摩双耳，点按耳和髎。双手中指、无名指搓热两耳旁，双手拇指、食指从上至下搓热两耳郭，点按耳和髎穴（见图4-11、图4-12）。

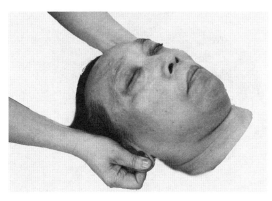

图4-11　按摩双耳

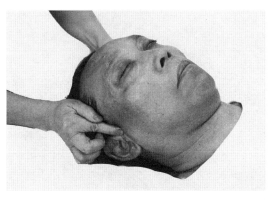

图4-12　点按耳和髎穴

第八节:拉抹下颌,点按大迎、颊车二穴。双手食指、中指、无名指拉抹下颌至耳前;食指、中指指腹点按大迎、颊车二穴(见图 4-13、图 4-14)。

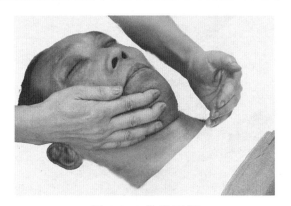

图 4-13　拉抹下颌

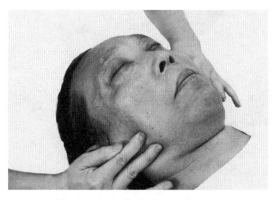

图 4-14　点按大迎、颊车二穴

第九节：按揉耳前三穴，轻拍面部。老人稍张口，操作者用食指指腹按揉耳前三穴，双手轻拍面部（见图4-15、图4-16）。

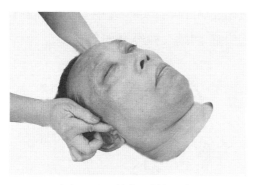

图 4-15　按揉耳前三穴

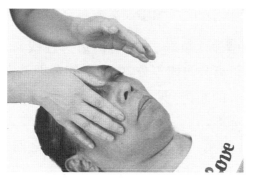

图 4-16　轻拍面部

（三）注意事项

每个动作做 10～20 遍，点按、按揉穴位从轻到重，稍停留，再从重到轻逐步放松，动作柔和，轻重得当。操作前修剪指甲,防损伤皮肤。操作时涂润肤露或面部按摩霜润滑,操作后洗净。

备注:认识相关穴位及作用。

(1)印堂穴:两眉头连线中点(见图 4-17)。主治面痛、头痛、头晕、神经衰弱等。

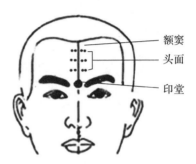

图 4-17　印堂及头面、额窦三处

(2)头面:额部正中,将两眉头连线与前额发际之间距离分为四等分,中间二等分即该区,宽约为两眉头的距离(见图 4-17)。主治头面部疼痛、面肌痉挛等。

(3)额窦:头面区与前额发际线之间的区域(见图 4-17)。主治头晕、头痛、中风等。

(4)攒竹穴:眉毛内侧边缘凹陷处(见图 4-18)。主治头痛、口眼歪斜、眼睑抽动等。

(5)鱼腰穴:瞳孔正对,眉毛中部(见图 4-18)。主治口眼歪斜、眼睑下垂、眼皮跳动、眩晕等。

(6)丝竹空穴:眉梢凹陷处(见图 4-18)。主治眼睑跳动、癫痫、头痛、斜视等。

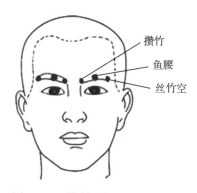

图 4-18　攒竹、鱼腰、丝竹空穴

（7）太阳穴：眉梢和外眼角中间向后一横指凹陷处（见图 4-19）。主治失眠、眩晕、口眼歪斜等。

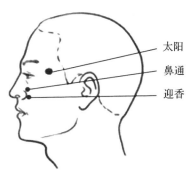

图 4-19　太阳、鼻通、迎香穴

（8）鼻通穴：鼻骨下凹陷中，鼻唇沟与鼻翼交会点（见图 4-19）。主治鼻炎、慢性结膜炎、口眼歪斜等。

（9）迎香穴：鼻翼外缘中点旁，鼻唇沟中部（见

特色照护技术

39

图 4-19）。主治鼻炎、鼻塞感冒、口眼歪斜等。

（10）四白穴：瞳孔正对下方，眶下凹陷处（见图 4-20）。主治目赤肿痛、眼睑抽动、口眼歪斜等。

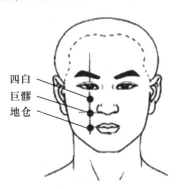

四白
巨髎
地仓

图 4-20　四白、巨髎、地仓穴

（11）巨髎穴：瞳孔正对下方，平鼻翼下缘处（见图 4-20）。主治口眼歪斜、眼睑跳动、口歪流涎、张口不利等。

（12）地仓穴：瞳孔正对下方，口角外侧（见图 4-20）。主治口眼歪斜、流涎、齿痛及面神经麻痹、三叉神经痛等。

（13）耳和髎穴：在耳门前上方，平耳郭根前，鬓发后缘（见图 4-21）。主治：头痛、耳鸣、牙关紧闭、口歪等。

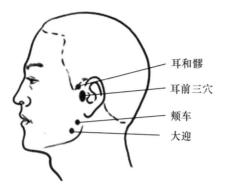

图 4-21　耳和髎、颊车、大迎穴

（14）大迎穴：下颌角前方，咬肌附着部的前缘凹陷中（见图 4-21）。主治牙关紧闭、口歪、张口不利等。

（15）颊车穴：下颌角前上方，耳下约一横指处，咀嚼时肌肉隆起出现的凹陷处（见图 4-21）。主治口歪、张口不利、言语不清等。

（16）耳前三穴（耳门、听宫、听会）：耳门位于耳屏上切迹的前方，听宫在耳屏前，听会在耳屏间切迹的前方，下颌骨髁状突后缘，张口有凹陷处（见图 4-15）。主治耳鸣、耳聋、口歪等。

（陈咪娜　陈雪萍　章冬瑛）

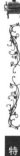

二维码 4
帕金森病
"面具脸"
面部按摩
康复服务
项目

五、帕金森"面具脸" 主动按摩操

▌▌(一) 概述

如前所述,面部运动、按摩、穴位按压等对帕金森病"面具脸"及身心状况都有积极影响,老人自行按摩、按揉穴位等,可以较好地活动手和上肢,改善面部症状的同时锻炼肢体功能。为此,根据上述原理,我们设计了一套老人自行锻炼的主动面部按摩操。

▌▌(二) 方法

准备工作:修剪指甲,清洁脸部,洗手,取舒适坐位或者仰卧位。

第一节:搓热双手,热敷全脸。揉搓双手至手心微微发热,用手热敷脸部(见图 5-1)。

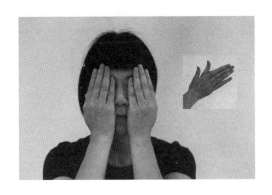

图 5-1 搓手敷脸

第二节：轮刮眼眶，按揉太阳穴。双手大拇指按在太阳穴，双手食指弯曲轮刮上下眼眶；用大拇指或者食指指腹按揉太阳穴（见图 5-2、图 5-3）。

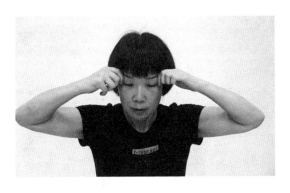

图 5-2 轮刮眼眶

特色照护技术

43

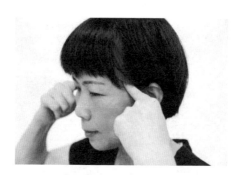

图 5-3　按揉太阳穴

　　第三节:皱眉、展眉,睁眼、闭眼。尽力进行皱眉、展眉,睁眼、闭眼(见图 5-4、图 5-5)。

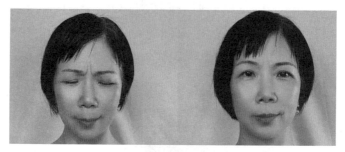

图 5-4　皱眉、展眉

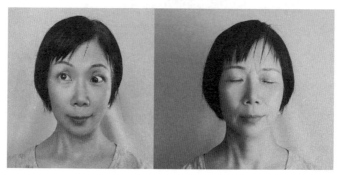

图 5-5　睁眼、闭眼

第四节:轻拍面部,搓擦"三穴"。用手掌轻拍面部各处;用食指指腹从迎香、鼻通到睛明来回搓擦(见图5-6、图5-7)。

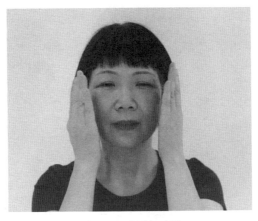

图 5-6　轻拍面部

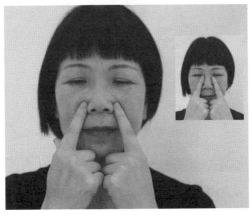

图 5-7　搓擦迎香、鼻通、睛明穴

特色照护技术

第五节：拿捏面部，点按"三穴"。由下往上拿捏面部各处肌肉，点按四白、巨髎、地仓三穴（见图 5-8、图 5-9）。

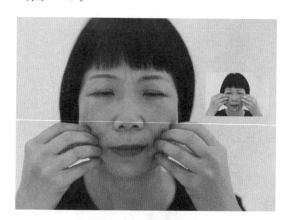

图 5-8　拿捏面部

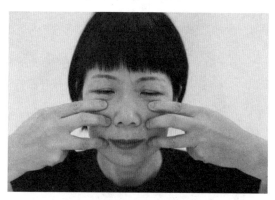

图 5-9　点按四白、巨髎、地仓穴

第六节:揉搓双耳,点按耳和髎。双手食指在前、拇指在后揉搓耳郭,搓热两耳;用食指指腹,点按耳和髎穴(见图5-10、图5-11)。

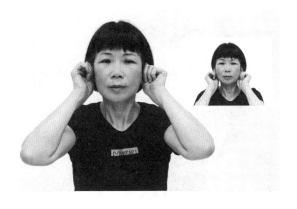

图 5-10　揉搓双耳

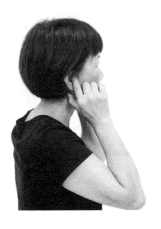

图 5-11　点按耳和髎穴

第七节：张口闭口，鼓腮吹哨。用力将嘴巴张到最大再闭上；然后进行鼓腮、吹口哨动作（见图 5-12、图 5-13）。

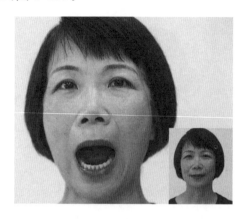

图 5-12　张口闭口

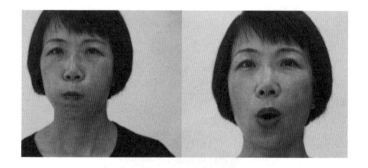

图 5-13　鼓腮、吹哨

第八节：按揉"三穴"，轻拍脸部。用食、中二指指腹点按大迎、颊车（见图 5-14）；食指指腹按揉耳前三穴（耳门、听宫、听会穴）（见图 5-15）；用手掌轻拍全脸（见图 5-16）。

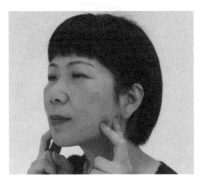

图 5-14　点按大迎、颊车穴

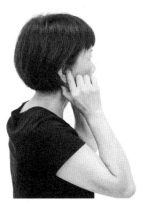

图 5-15　按揉耳前三穴

特色照护技术

49

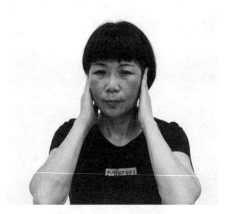

图 5-16　轻拍脸部

▎(三)注意事项

　　操作前修剪指甲，取下耳钉、戒指之类饰品，避免损伤；涂润肤露或面部按摩霜润滑，操作后洗净。每个动作做 10～20 遍，点按穴位从轻到重，稍停留后再逐步从重到轻，动作柔和，轻重以不感疼痛为宜。

　　（陈咪娜　陈雪萍　章冬瑛）

二维码 5
帕金森
"面具脸"
主动按
摩操

六、便秘腹部按摩操

▍(一)概述

　　消化系统包括口腔、咽、食管、胃、十二指肠、空肠、回肠、盲肠、阑尾、升结肠、横结肠、降结肠、乙状结肠、直肠和肛管(见图 6-1)。以十二指肠为界分为上消化道和下消化道,十二指肠、空肠和回肠统称为小肠,盲肠、结肠、直肠和肛管称为大肠。食物的消化吸收主要在小肠内进行,而大肠的主要功能是进行水和无机盐的吸收并形成粪便。

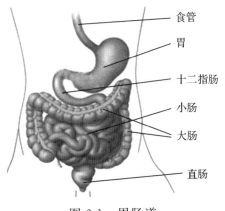

食管
胃
十二指肠
小肠
大肠
直肠

图 6-1　胃肠道

老年人肠道消化吸收能力和蠕动功能下降，加上饮食、环境及心理等因素影响，易发生便秘。长期便秘影响生理功能，增加患肠癌风险，用力排便易诱发心、脑血管意外。

功能性便秘的干预方法有饮食调整、中医穴位调理、通便药物使用、腹部按摩等。许多研究证实，按摩腹部及相关穴位可以促进肠蠕动，调节肠道功能。

为此，我们在前人研究基础上，专门设计了一套针对便秘的腹部按摩操（主动按摩操）和腹部按摩服务项目（腹部被动按摩操），并开展了临床实验验证研究。

||||(二) 方法

准备工作：取站位，周围活动空间宽敞，无障碍物，也可采取平卧位，双腿屈曲，腹部放松。修剪指甲，取下戒指等首饰。

第一节：气摩胸腹（深呼吸）。用鼻缓慢吸气，同时鼓腹、舒胸（见图 6-2）；缩唇缓慢吹气，尽力缩腹（见图 6-3）。吹气时间要长于吸气时间，连续做八次。

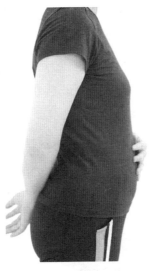

图 6-2　吸气、鼓腹

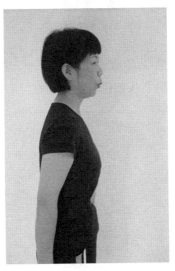

图 6-3　缩唇吹气、缩腹

第二节:掌摩全腹。双掌交叠,以脐为中心,由内向外顺时针方向按摩 36 圈:①首先以脐为中心 5 厘米范围内旋转 12 圈;②然后以脐为中心 10 厘米范围内旋转 12 圈;③最后扩展至腹部外周,旋转 12 圈(见图 6-4)。

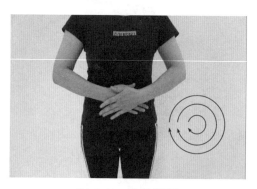

图 6-4　掌摩腹部

第三节:拳叩肾俞。双手握拳,叩击脊柱两侧肾俞处,连续做四个八拍(见图 6-5)。

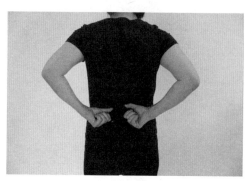

图 6-5　拳叩肾俞

第四节:掌擦腰骶。双手五指分开,叉腰状,沿脊柱两侧皮肤由腰部至骶尾部来回往返摩擦,连续做四个八拍(见图 6-6)。

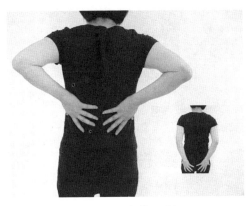

图 6-6　掌擦腰骶

第五节:提拿腹肌。双手拇指与其余四指分开,掌心向下紧握脐部两侧皮肤及肌肉,做向上提拿动作,连续四个八拍(见图 6-7)。

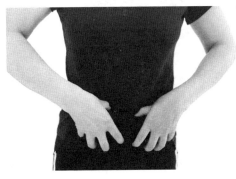

图 6-7　提拿腹肌

第六节：抱颤腹部。双手拇指在脐上方，其余四指需于下腹部，掌根于脐部两侧，两手环抱腹部做震颤动作，连续四个八拍（见图 6-8）。

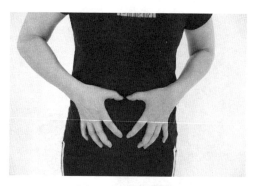

图 6-8　抱颤腹部

第七节：斜擦腹部。双手置于人体两侧季肋部，呈插兜状，斜向腹部内下方往返摩擦，连续四个八拍（见图 6-9）。

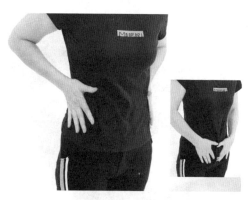

图 6-9　斜擦腹部

第八节：环腰转动。双手叉腰，拇指在后、四指在前，做脊柱环转运动，连续四个八拍（见图 6-10）。

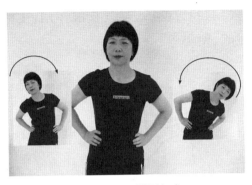

图 6-10　环腰转动

（三）注意事项

操作前取下戒指等饰品。冬天宜脱去棉衣，注意室内温度，预防受凉。摩腹前排空小便。腹部按摩操于进食一小时后操作最佳，因胃结肠与十二指肠反射通常在进食后比较活跃，此时进行腹部按摩操作，利于建立该反射，促进肠道蠕动，可达到健脾助运、和胃理肠、散结通滞、温阳益气之效果。也可于晨起喝一杯温水后进行。肿瘤或急腹症患者禁止摩腹。

此外，便秘需要配合饮食调理，保证充足的水分、膳食纤维的摄入，多食粗粮和新鲜蔬果。

备注：认识相关穴位及作用。

（1）中脘穴：中脘穴位于腹部前正中线剑突和肚脐连线中点（见图 6-11），是治疗消化系统疾病第一要穴，有和胃健脾、理气祛湿作用，主治胃痛、腹痛、腹胀、便秘等。

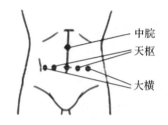

图 6-11　中脘、天枢、大横穴

（2）天枢穴：天枢穴位于脐旁开 2 寸（见图 6-11）。有调理脾胃、理气健脾、通经活络等作用，主治肠胃疾病。

（3）关元穴：位于下腹部前正中线上，脐下 3 寸（见图 6-12）。有培元固本、补益下焦的作用，主治元气亏损，多用于腹痛便秘及泌尿、生殖系统疾患。

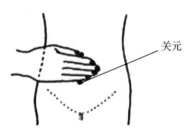

图 6-12　关元穴

（4）大横穴：脐旁开 4 寸（见图 6-11）。有除湿散结、理气健脾、调理肠胃的作用，主治便秘、肠痈以及虚寒泄泻、腹痛便秘、体虚多汗等。

（5）肾俞穴：第二腰椎棘突下旁开 1.5 寸（见图 6-13）。肾俞穴有益肾助阳、强腰利水、聪耳明目的作用，主治肝、肾、膀胱等疾患。

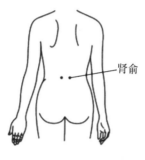

二维码6
便秘腹部
按摩操

图 6-13　肾俞穴

（程丽娟　陈雪萍）

特色照护技术

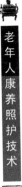

七、便秘腹部按摩服务项目

||||| (一)概述

如前所述,老年人肠蠕动功能下降,便秘是老年人常见的健康问题,卧床失能老人更易发生便秘。通过饮食调理、多饮水、增加膳食纤维摄入、腹部按摩等可以改善便秘情况,中医腹部推拿作为治疗便秘的项目在临床上也得到较好推广。我们在此基础上,结合中医推拿和穴位压、摩、揉等手法,融调理肠胃、促进肠蠕动、增进健康和舒适为一体,设计一套针对老年人便秘的腹部按摩服务项目,既可作为便秘治疗的辅助措施,也可作为日常调理脾胃、增进舒适的服务项目。

||||| (二)方法

准备工作:关门窗,调节室温,协助老人如厕;修剪指甲,取下戒指等饰品,准备精油、毛巾等物品,洗手。

第一节:轻按腹部。裸露老人腹部,用干毛巾或纸巾保护衣裤（见图 7-1）。操作者双手搓热，双手叠加敷于脐部，依次轻按全腹 2 遍，询问感受，注意是否有肿块、疼痛等（见图 7-2）。

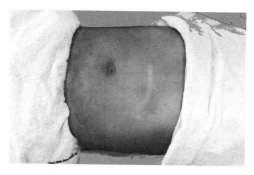

图 7-1　裸露腹部，保护衣裤

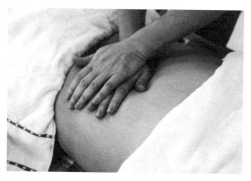

图 7-2　轻按全腹

第二节：掌揉全腹。操作者站于老人腰侧，倒精油于手上稍加温后涂于全腹；双手相叠，手掌覆于脐上，稍用力，以脐为中心沿顺时针方向做环状、缓慢的揉腹，边揉边向外围扩展，直至腹部边缘,按 30 圈(见图 7-3)。或者分三圈按揉:脐中心、脐与腹外周之间、腹外周各按揉 10 圈。

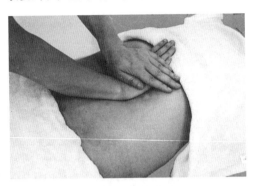

图 7-3　掌揉全腹

第三节:掌推腹中线。站在老人肩侧,双手掌叠加,掌根从剑突下(胸骨下缘)沿上腹正中向耻骨联合方向稍用力推揉 20 次(见图 7-4)。

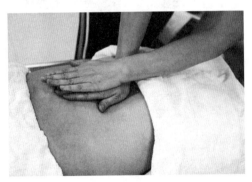

图 7-4　掌推腹中线

第四节:点按中脘、关元穴。用两手大拇指或食指、中指指腹分别点按中脘、关元穴,点按 10 次

（见图 7-5）。

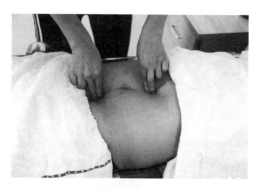

图 7-5　点按中脘、关元穴

第五节：掌推侧腹。站在老人肩侧，双手掌叠加，掌根从肋骨下方与锁骨中线交叉处向腹股沟中点方向稍用力推揉至腹股沟上方，然后再推另一侧，分别推揉 20 次（见图 7-6）。

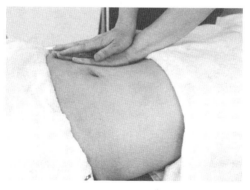

图 7-6　掌推侧腹

第六节：点按天枢、大横穴。用大拇指或食

特色照护技术

指、中指指腹点按两侧天枢、大横穴,分别点按10次(见图7-7)。

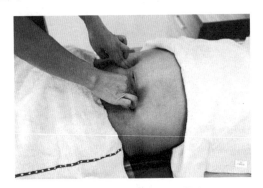

图7-7　点按天枢、大横穴

第七节:拉抹侧腰腹:站在老人腰侧,四指并拢,从对侧腰部向脐部用力拉抹,双手轮流进行20次(见图7-8)。同法完成另一侧。

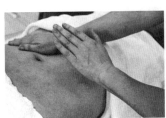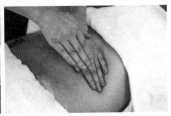

图7-8　拉抹侧腰腹

第八节:掌压结肠。双手叠加,手掌按照右下腹→右上腹→上腹部→左上腹→左下腹方向沿着升结肠、横结肠和降结肠依次有序缓缓下压再放松,做5个循环(见图7-9)。

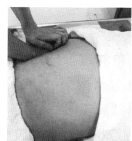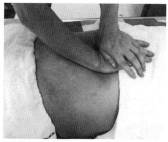
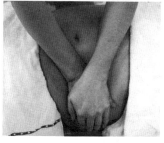

图 7-9　掌压结肠

第九节：轻拍腹部。双手掌分别击拍脐部、中脘、天元、天枢、大横穴,各拍 20 次(见图 7-10)。

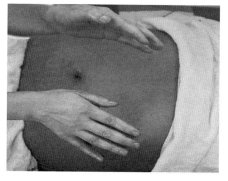

图 7-10　轻拍腹部

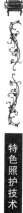

▌▌▌(三)注意事项

操作前注意询问是否对精油过敏,同时关门窗,调节室温,预防受凉;操作者修剪指甲,取下戒指,防受伤;操作时不用力过猛或者过于轻柔,注意询问老人感受;避免在饱餐后按摩,腹痛、腹胀、腹部肿块及腹部感染性疾病时避免按摩;点按、压腹时从轻到重,稍停留后再逐步放松,可顺着呼吸缓缓用力下压,再慢慢抬起,以不感疼痛为度。此外,便秘的治疗还需要患者养成良好的排便习惯,多饮水,多食蔬果和粗粮。

二维码7
便秘腹部
按摩服务
项目

(陈雪萍　姚　露)

八、养生起床操
——预防直立性低血压

ⅠⅠⅠ（一）概述

老年人心血管老化，调节能力下降，容易于卧位、蹲位到站立时发生直立性低血压，表现为头晕、眼花，重者晕厥、跌倒，甚至危及生命。年老体弱、服用降压药物者更易发生。从卧位、蹲位到站立时要慢，坚持适宜的体育锻炼以增加心血管调节能力是日常生活中预防直立性低血压的两个关键环节。

老年人清晨起床最容易发生直立性低血压，缓慢起床（用三个半分钟起床：床上活动半分钟、床上坐半分钟、床沿腿下垂坐半分钟，再慢慢站立）可有效预防。为此，我们结合中西医理论，编了一套床上运动操，以活动肢体，促进肢体血液回流，增进血液循环，提高心血管调节能力。同时结合中医穴位、经络原理，通过拍打、按摩相应穴位、经络及肢体运动，达到激发阳气、醒脑开窍、振奋

特色照护技术

精神、舒筋通络、开胸益肺、健脾助运、滑利关节等作用。此套中西医相结合的起床养生操在养老机构试行，能较好地预防起床时的直立性低血压。

▌▌▌（二）方法

第一节：展四肢，深呼吸。伸懒腰状，深吸气时下肢伸直，上肢举过头顶，舒展四肢；缓慢呼气时放松全身，上肢回到原位，反复练习4～6次（见图8-1）。

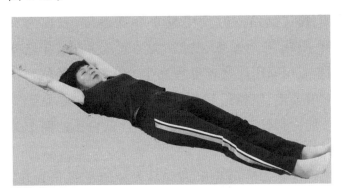

图 8-1　展四肢，深呼吸

第二节：震天庭。两上肢侧伸，双手掌轮流拍打头顶百会穴（见图8-2）。

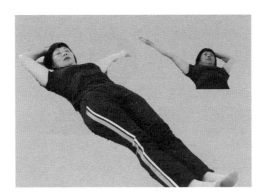

图 8-2 震天庭

第三节：干洗脸、梳头。轻闭目，双手轻扶下颌，无名指指腹按住迎香穴朝鼻根部方向摩，手心及其余四指顺势由下往上摩脸，到前额时十指插入发际，用指腹由前向后摩至枕部，略抬头，顺势由后项回到原位（见图 8-3）。

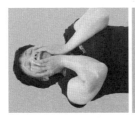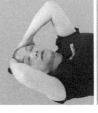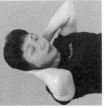

图 8-3 干洗脸、梳头

第四节：拍气会。两上肢侧伸，双手掌轮流拍打膻中穴（见图 8-4）。

特色照护技术

69

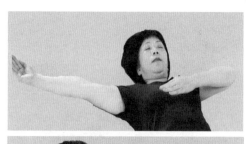

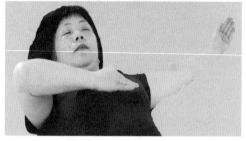

图 8-4　拍气会

第五节:摩脘腹。两手掌相叠按于神阙穴(脐部),双手用力沿顺时针方向从内到外按揉腹部(见图 8-5)。

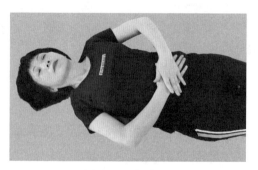

图 8-5　摩脘腹

第六节:抬腿、踩水车。先双下肢分别向上做抬腿运动,再做踩水车样的踩踏运动,伸出去时脚跟向前蹬,收回时脚尖绷直(足底朝床面)(见图 8-6、图 8-7)。

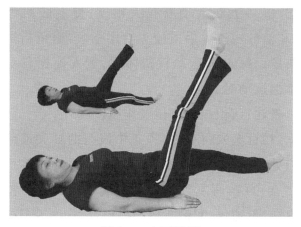

图 8-6　上下抬腿

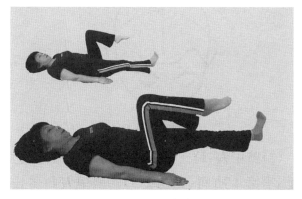

图 8-7　踩水车

▐▌▌(三)注意事项 ▌

　　从第二节开始,每节做四个八拍。手掌拍打时注意控制力量,轻重适宜,上肢拍打后回到侧伸状态,保持上肢活动有较大幅度,促上肢肌肉舒缩,利血液回流。手指梳头时用指腹,避免指甲伤到头皮。踩水车运动较费体力,老人根据自身状况掌握运动时间。

　　备注:认识相关穴位及作用。

　　(1)百会穴:位于头顶正中线与两耳尖连线的交点处(见图8-8)。百会穴归属督脉,被喻为"百脉之会,百病所主",故百会穴能主治头痛、痔疮、高血压、低血压、目眩失眠、焦躁等。

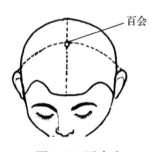

图8-8　百会穴

　　(2)膻中穴:位于前正中线与两乳头连线交叉点上,平第4肋间(见图8-9)。膻中穴归属任脉,为气之会穴,主治胸痛、腹痛、心悸、咳嗽、气喘等。

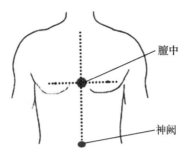

图 8-9　膻中、神阙穴

（3）神阙穴：即肚脐，又名脐中（见图 8-9）。神阙穴是人体任脉上的要穴，有回阳救逆、健脾胃、理肠止泻之功效。主治泻痢、腹痛、脱肛、肠炎、尿潴留等。

（陈　姬　陈雪萍）

二维码 8
养生起床操

 # 九、体感互动游戏

||||| （一）概述

我们曾对 603 名 60 岁以上的社区老年人进行调查，发现 18.0％的老年人存在认知功能损害，包括轻度认知功能障碍和老年期痴呆症，俗称失智症。老年期痴呆症早期，主要表现为记忆力减退，逐渐发展为全面的智能减退，除了记忆力、定向力、计算力、理解判断能力下降，还会出现人格改变、行为异常、生活自理能力逐步下降。目前尚无特效药物能治疗，一些非药物干预方法可以改善症状，延缓疾病进展。

游戏干预是指以娱乐性、趣味性为主线，运用经过选择的、具有康复和治疗作用的游戏，对患者进行有针对性的个性化护理干预的方法。游戏干预成本低、不受地域限制、灵活多样、易被患者接受，在缓减老年人认知功能减退、改善心理健康等方面有较高的价值。

基于此，我们在前人研究基础上，结合国内外最新研究成果,选择了一套适合于认知功能损害者训练的体感游戏,设计了干预方案,在养老机构对38名老年期痴呆症患者进行了游戏干预研究。结果显示,接受为期8周的游戏干预后,老年人记忆力、语言能力、抑郁症状得到有效改善。

▌▌▌(二)方法

(1)适用对象:①具备基本的视听说能力、理解能力和语言交流能力;②无视力障碍;③无严重躯体疾病。

(2)环境要求:环境宽敞明亮,避免空间狭窄、拥挤而影响游戏过程;设有桌椅,方便老年人休息。

(3)设备:微软 Kinect 2.0 体感互动设备,XBOX360 游戏主机,LED 显示器。

(4)游戏名称:水果忍者。

(5)形式:以4~6人为一组,单人亦可进行。

(6)地点:养老机构、家、医院等合适场所。

(7)过程:每局游戏持续1分钟。游戏过程中参与者可根据自身情况,选择站位或坐位,通过摆动双臂切掉屏幕上不断由下往上抛出的各种水果,同时避开炸弹即可。要求参与者能够说出每次切开的水果,同时记住自己的得分。

特色照护技术

（8）频率：每周 5 次，每次约 1 小时（具体根据老年人数量而定），确保每位参与者在每次干预中有 10 分钟的游戏时间。

(三)注意事项

在干预过程中应有医护人员在场，营造良好的小组游戏氛围，负责协调，密切观察游戏过程中参与者的身体状态、精神状态以及心理状态，避免发生疲乏、过度劳累或跌倒等意外。

此类游戏可以锻炼老人的手眼协调能力，锻炼大脑、肢体功能，同时小组互动增加人际沟通，有利于增进老人身心健康。可以结合条件组织相似的游戏活动。

二维码 9
体感互动游戏

（郑佳映　陈雪萍）

十、脊柱保养健身操

（一）概述

随着年龄的增长，脊柱老化，加上平时姿势不良，容易发生椎间盘退行性改变、脊椎骨质增生，发生颈椎病、腰椎病等。平时注意改变不良姿势，经常进行脊椎减压练习，课间、工间进行一些脊柱保健操练习，有助于脊柱病预防和康复。

为此，笔者在长期的临床康复治疗中总结了两种有效的方法：减重康复操与颈椎康复操，对于缓解颈部、背部肌肉疲劳，减轻脊柱病引起的不适，促进康复有一定效果。

（二）方法

1.减重康复操（俯卧位拉伸操）

原理：由于地心引力产生的重力经年累月的作用，加上老年人骨质流失甚至骨质疏松，抵抗重力作用的能力下降，容易发生脊柱松质骨压缩、

二维码 10
减重康复操

特色照护技术

椎间盘突出、骨质增生等病变。经常做减重康复操,将全身大关节和脊柱进行正常范围内的拉伸,并在骨关节、椎间盘内产生负压,使各关节承重面得到减压和恢复,促进脊柱康复和预防脊柱病。

　　方法:俯卧于床上,双足勾住床尾,双手拉住床头,向头侧缓缓用力,拉伸10～15秒后放松;可重复5次(见图10-1、图10-2)。每天两次拉伸锻炼。

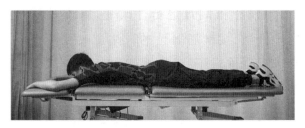

图10-1　俯卧,手拉床头,足勾床尾

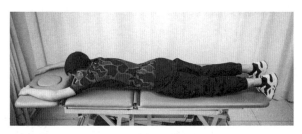

图10-2　向床头缓缓拉伸

2. 颈椎康复操

原理：通过运动促进颈后部肌群的新陈代谢和血液循环，缓解颈部肌肉疲劳，调节颈椎的生理曲度，促进颈椎健康。

二维码11
颈椎康复操

方法：①站立位，双脚分开如肩宽，双肩徐徐后伸并上提至极限位置（见图 10-3、图 10-4）；②缓慢将双上肢外展 90°并保持 5 秒，缓慢放下，反复进行（见图 10-5）。每天做 5 次，每次5 分钟。

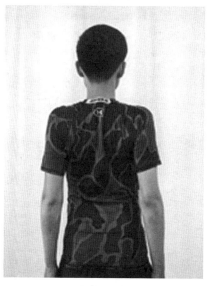

图 10-3　双肩后伸

特色照护技术

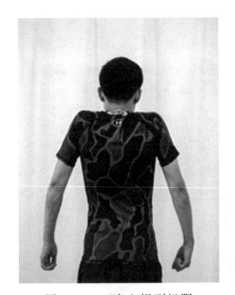

图 10-4 双肩上提到极限

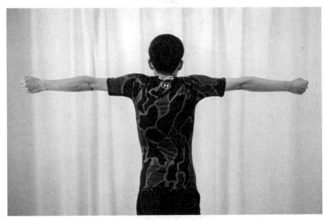

图 10-5 两臂外展

（1）动作宜随呼吸缓慢进行，避免突然发力、快速动作。

（2）拉伸力量在自身能承受的范围内，以略感酸胀为宜，力量逐渐增加。

（3）避免长时间伏案或低头工作，经常变换姿势，避免局部受力过大、过久而损伤椎关节。

（4）平时保持正确坐姿：选择合适高度的凳子，高度以坐位时髋、膝、踝能保持 90°状态为宜。坐位时颈椎、腰椎正直（见图 10-6）。

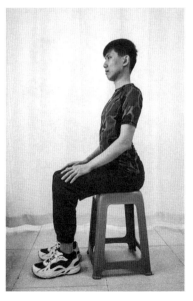

图 10-6　正确坐姿

特色照护技术

81

(5)避免不良坐姿：①斜靠坐姿。坐部分椅面，然后身体靠在椅背上，加重胸腰部的后躬，引发颈椎相应地前探，造成脊柱的圆背畸形，是颈腰病的一个重要诱因（见图 10-7）。②不平衡坐姿。这种坐法一侧的坐骨吃力，容易引发脊柱侧弯（见图 10-8）。③跷二郎腿坐姿。容易引发一侧的脊柱侧弯（见图 10-9）。④前倾躬腰坐姿。引发腰部的生理曲度变直，同时腰骶关节稳定性会降低，也会对颈椎的肌肉造成较大负担（见图 10-10）。

二维码 12
不良坐姿

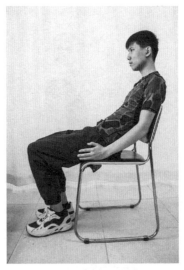

图 10-7　斜靠坐姿

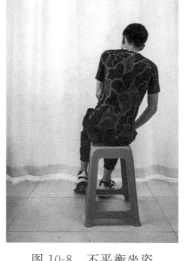

图 10-8　不平衡坐姿

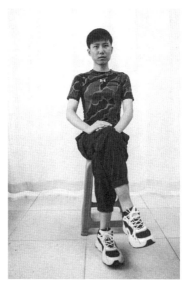

图 10-9　跷二郎腿坐姿

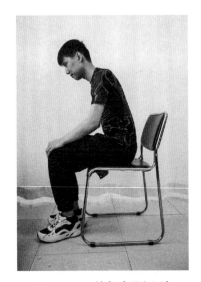

图 10-10　前倾躬腰坐姿

（杨　玉　杨泽荣）

参考文献

[1]刘会.陈雪萍.杭州某社区603名老年人听力下降现状及其影响因素分析[J].护理学报,2014,21(23):1-4.

[2]刘会,陈雪萍,王花玲,等.耳保健操对听力下降老年人听力的影响[J].中华护理杂志,2016,51(4):449-453.

[3]陈雪萍,沈文良,卢友梅,等.老年人握力值现状调查[J].健康研究,2013,33(5):331-334.

[4] Chen X P,Lu Y M. Intervention study of finger-movement exercises and finger weight-lift training for improvement of handgrip strength among the very elderly[J]. Nursing Science,2014,1(2):165-170.

[5]卢友梅.养老机构高龄老人握力现状调查及干预研究[D].杭州:杭州师范大学,2012.

[6] Liu B B, Chen X P,Li Y, et al. Effect of passive finger exercises on grip strength and the ability to perform activities of daily living

特色照护技术

for older people with dementia：a 12-week randomized controlled trial ［J］. Clinical Interventions in Aging，2018,13：2169-2177.

［7］刘炳炳.被动手指操对老年期痴呆患者的效果观察［D］.杭州：杭州师范大学,2015.

［8］陈咪娜,陈雪萍.帕金森患者"面具脸"的康复护理现状［J］.齐鲁护理杂志,2018,24（19）：95-97.

［9］陈咪娜.帕金森"面具脸"被动按摩康复操的设计与应用研究［D］.杭州：杭州师范大学,2019.

［10］Zheng J Y，Chen X P，Yu P. Game-based interventions and their impact on dementia：a narrative review［J］. Australasian Psychiatry，2017,25（6）：562-565.

［11］郑佳映.体感互动游戏干预在老年期痴呆症患者中的效果观察［D］.杭州师范大学,2017.

［12］郑佳映,陈雪萍.抑郁及日常生活活动能力对社区老年人认知功能的影响［J］.护理研究,2017,31（3）：285-288.

［13］郑佳映,陈雪萍.体感互动游戏在老年痴呆患者中的应用研究［J］.护理学杂志,2018,33（9）：5-9.

总 主 编　黄惠娟　陈雪萍

副总主编　章冬瑛　王撬撬

老年人康养照护技术

（共4册）　（融媒体版）

第二分册

老年人日常运动养生

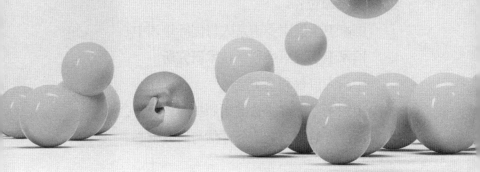

主编　章冬瑛　陈雪萍

ZHEJIANG UNIVERSITY PRESS

浙江大学出版社

老年人康养照护技术
（融媒体版）

编委会名单

主　任　黄惠娟

副主任　陈小英　俞　华　卢胜兰

编　委（以姓氏笔画为序）

丁　炜　马继龙　王撬撬　杨　玉

杨　丽　何　宽　陆　叶　陈晓慧

陈爱雪　陈雪萍　卓永岳　竺　愿

曹世华　章冬瑛　梁　赉　董　敬

组织、支持单位：

国家卫生健康委南京人口国际培训中心

国家卫生健康委科学技术研究所

中国人口福利基金会

中国老年保健协会健康照护与教育分会

浙江省时代养老服务评估与研究中心

目 录

老年人日常运动养生

老年人日常运动养生

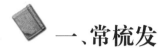

一、常梳发

(一) 概述

中医认为,头为"精明之府,诸阳之会"。发为"血之余,肾之外华",故头部汇集了五脏六腑之精华。手、足三阳经和督脉都上达头部,头部还分布有 40 多个穴位(见图 1-1)。因此,有"早晚梳发三百下,疏通经络百病除"之说。

梳发能健脑提神,调理脏腑,聪耳明目,消除疲劳,乌发固发,能有效防治高血压、头痛眩晕、白发脱发、失眠健忘等症。

老年人日常运动养生

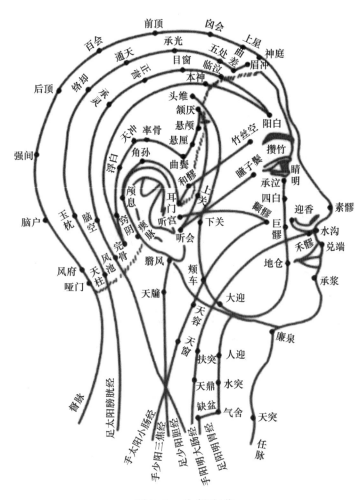

图 1-1 头部穴位

1. 顺梳法

（1）手掌互搓至发热，两手十指插入发间；从前发际向后发际、额角发际向耳后发际方向梳捋（见图1-2、图1-3、图1-4）。

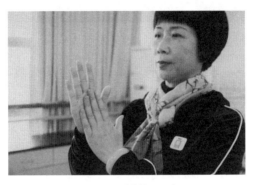

图1-2　搓热双手

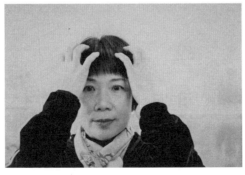

图1-3　从前额发际向后顺梳

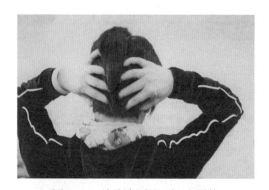

图 1-4　从颞侧发际向后顺梳

（2）要求速度缓慢，节奏均匀，以头皮有温热感为宜，早晚各梳 100 次。

2.叩击法

两手手指弯曲，以手指罗面从头顶正中向两侧轻轻叩击；然后两手从头顶逐渐向后移动，叩击整个头部 5～10 遍（见图 1-5、图 1-6）。

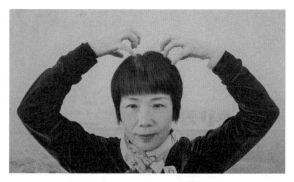

图 1-5　手指弯曲

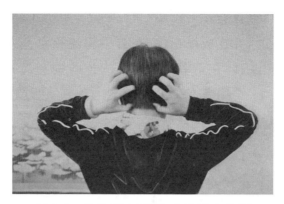

图 1-6　从头顶向两侧、向后叩击头部

3. 拿捏法

两手五指分别拿捏头皮,从头部中间的督脉开始向两旁的膀胱经、胆经移动,然后向后移动,拿捏整个头部 5～10 遍(见图 1-7)。

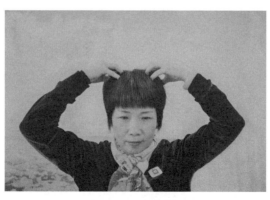

图 1-7　拿捏法

4.啄百会

五指并拢成梅花状,左右手轮流啄百会穴(百会位于头顶,在正中线与两耳尖连线的交叉处,见图1-8);或用掌心轻轻拍击百会穴(见图1-9、图1-10)。

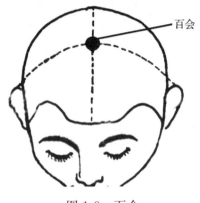

图1-8 百会

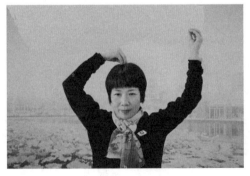

图1-9 手啄百会

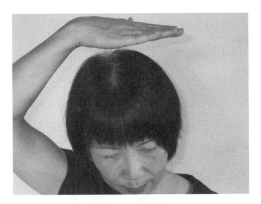

图 1-10 掌拍百会

（三）注意事项

1. 梳具

一般用手指或选用天然材质的木梳、牛角梳，梳齿圆润疏松为佳，不能用塑料梳子或梳齿又长又尖的梳子，以免产生静电及损伤头皮。

2. 梳法

梳发方向始终是由前向后，即从前发际向后发际、从额角处向耳后缓慢梳理（见图 1-11、图 1-12）。

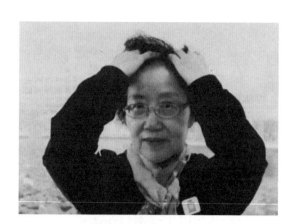

图 1-11 从前向后梳发

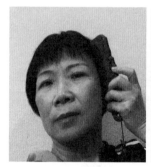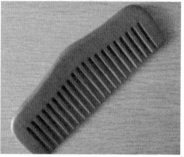

图 1-12 从额角处向后梳发

3.力度

用力要均匀适中,速度宜缓慢,每个部位都要反复梳到。梳到以头皮微微发热、发麻、发胀为度。

4.时间

结合日常生活习惯,早晚梳发最佳,早晨梳头有醒神开窍的功效,睡前梳理能起到催眠安神的作用。早上配合叩击法,晚上结合拿捏法则效果更佳。每次梳5～10分钟。湿发不梳头。

二维码1
常梳发

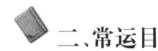

二、常运目

目是五脏六腑的缩影。《灵枢·大惑论》曰："五脏六腑之精气,皆上注于目而为之精。""目者,五脏六腑之精也,营卫魂魄之所常营也,神气之所生也。"中医五轮学说将眼睛的不同部位分属五脏,即瞳仁属肾为水轮,黑睛属肝为风轮,目眦及血络属心为血轮,白睛属肺为气轮,眼睑属脾为肉轮(见图 2-1)。

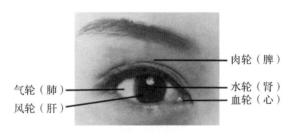

图 2-1　五轮学说

运目可明目清脑,消除眼睛疲劳,预防近视,推迟眼的老花,提高视力,改善眼部皱纹、黑眼圈及头昏目眩等症。

1.快速眨眼

睁眼仰头,头颈不动,快速眨眼;眯眼10秒再睁开,如此反复数次,使眼睛湿润不干涩(见图2-2、图2-3)。

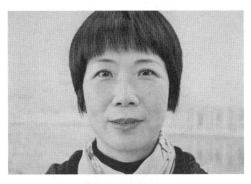

图 2-2　快速眨眼

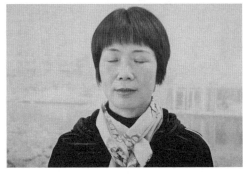

图 2-3　闭眼睁眼

2.运目转睛

微闭眼,眼球依次向上、右、下、左顺时针转动8圈;再逆时针转动8圈;或上下、左右转动8次(见图2-4、图2-5)。

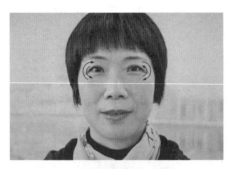

图2-4 顺、逆时针转睛

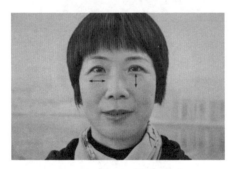

图2-5 上下、左右转睛

3.掌心敷眼

双手摩擦到掌心发热,而后闭上双眼,将发热的掌心敷于眼部;或用毛巾热敷双眼20秒,重复3次(见图2-6、图2-7)。

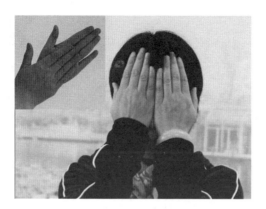

图 2-6　双手敷眼

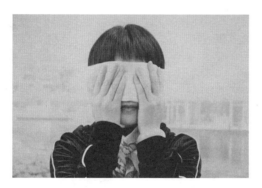

图 2-7　毛巾热敷

4.远近凝视

睁开眼睛,抬眼看远处事物 20～30 秒,室内可以抬头看窗外;再看近处手指或物体 20～30 秒,努力看清,交替 3～5 次,每日数次(见图 2-8、图 2-9)。

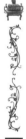

老年人日常运动养生

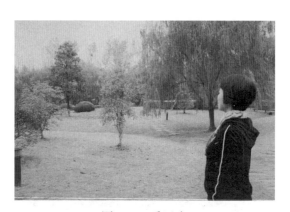

图 2-8　看远方

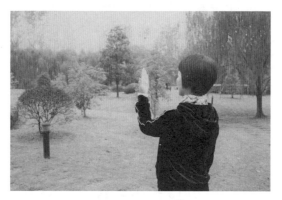

图 2-9　看近物

(三)注意事项

(1)注意眼部卫生,运目前洗净双手,勿用手揉搓眼睛。敷眼时掌心正对眼球,不能捂得太紧而压迫眼球。

（2）运目转睛时头部尽量保持不动，眼球转动要慢、速度均匀、范围要大。

二维码 2
常运目

（3）远近凝视，睁眼看远方最好看绿色植物，看近处约 30 厘米的物体，要看细节，如手指的横纹等。

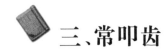

三、常叩齿

▐▐▐ （一）概述

"清晨叩齿三百下，到老牙齿不会落。"牙齿的生长与脱落，与肾中精气的盛衰有密切的关系，"肾主骨，齿为骨之余"。牙齿是人体骨骼的一部分，而骨的生长依赖于肾的精气，故曰：肾衰则齿豁，精固则齿坚。

经常叩齿起到疏通经络，强肾固精，健脾助运，益智固齿，延年益寿的作用，能有效预防牙齿和口腔疾病的发生，使面部肌肤红润有光泽。

▐▐▐ （二）操作方法

1. 叩牙法

口微微合上，上下排牙齿互叩。先叩臼齿，下颌骨稍后缩（见图 3-1）；再叩门牙，下颌骨稍向前方推移（见图 3-2）；然后错牙叩犬齿（见图 3-3）。各叩 36 下。

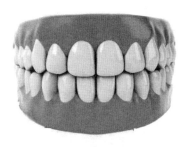

图 3-1　叩白齿

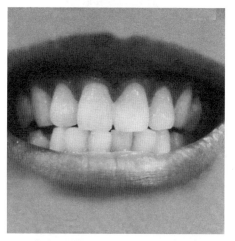

图 3-2　叩门牙

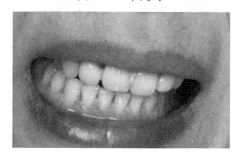

图 3-3　叩犬齿

2.鼓漱法

闭口,鼓起两腮与唇部;然后收缩腮部,利用腮部肌肉拍击牙齿和牙龈,即两腮做漱口动作36次(见图3-4、图3-5)。

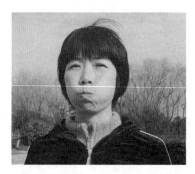

图 3-4　鼓腮

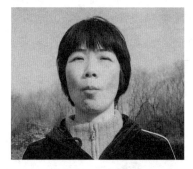

图 3-5　吸腮

3.按颊车

两手大拇指指腹按揉颊车36下(见图3-6)。颊车位于咀嚼时咬肌隆起最高点处(见图3-7)。

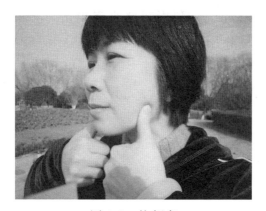

图 3-6　按颊车

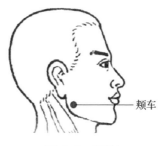

颊车

图 3-7　颊车

　　(1)叩牙时间:最好是每日早晨和晚间进行,全身放松,心神合一。每次叩击 100～300 下。

　　(2)叩牙的力度:可轻叩、重叩交替进行;叩牙的顺序:先叩臼齿,再叩门牙,然后叩犬齿。互叩时须发出声响才能奏效。

（3）鼓漱法：利用腮部肌肉拍击牙齿和牙龈，起到按摩作用。

（4）咬牙排便：平日大、小便时闭嘴咬牙亦有补益肾精、固齿护龈的作用。

二维码3
常叩齿

（5）牙龈红肿疼痛或口舌糜烂时暂停叩齿。

四、常浴面

(一) 概述

浴面又称摩面、干洗脸等, 中医认为"头为诸阳之会, 面为五脏之华"。手足三阳经与督脉、任脉都经过头面部, 且分布有 30 多个穴位 (见

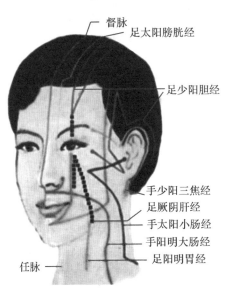

图 4-1 头面部经络

图 4-1、图 4-2）。故常浴面能畅通经络,祛风散寒,提神醒脑,增强肌肤弹性,减少皱纹,滋润脸色,延缓衰老,有效防治感冒、头疼脑涨、迎风流泪、牙痛鼻塞、面瘫流涎等疾。

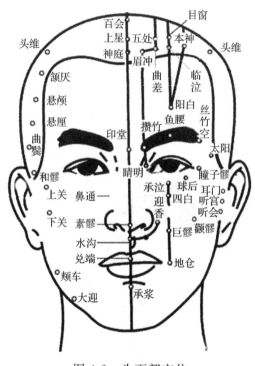

图 4-2　头面部穴位

(二)操作方法

1.双掌浴面

掌心互擦至发热,双掌覆于两腮及下颌部,五指并拢,无名指贴于鼻翼两侧迎香穴处;掌指上推,经眉间印堂,至额部发际;然后向两侧擦至两鬓,经面颊、耳根至腮部下颌(见图 4-3)。如此反复擦至面部红润微热为度或往返 36 次。

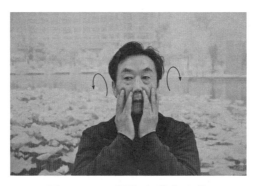

图 4-3　双手覆面,掌指上推

2.点按穴位

(1)两手无名指从迎香、鼻通至睛明来回搓擦(见图 4-4)。

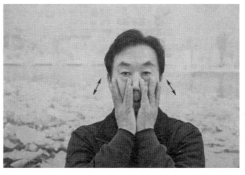

图 4-4　搓擦迎香、鼻通、睛明

（2）两手拇指按太阳穴，食指弯曲，轮刮攒竹、鱼腰、丝竹空（见图4-5）。

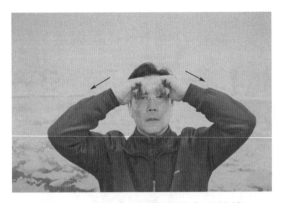

图4-5　点按太阳，轮刮眉头至眉梢

（3）食指分别点按颧髎、地仓、承浆等穴（见图4-6、图4-7、图4-8）。

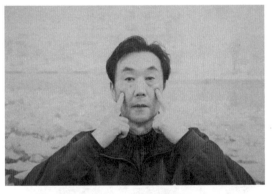

图4-6　点按颧髎穴

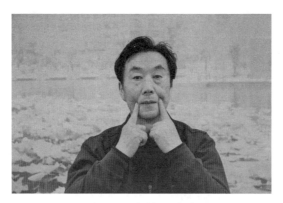

图 4-7　点按地仓穴

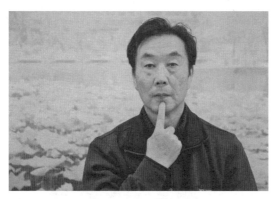

图 4-8　点按承浆穴

3.轻拍脸部

用手掌或指腹轻轻拍打整个面部肌肤（见图 4-9）。

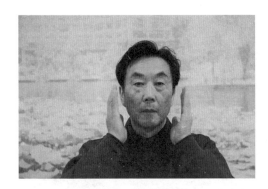

图 4-9　轻拍面部

4.掌击下巴

微微抬头以两手背交替击打下巴（见图 4-10、图 4-11）。

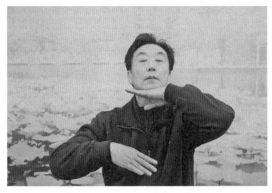

图 4-10　掌击下巴(1)

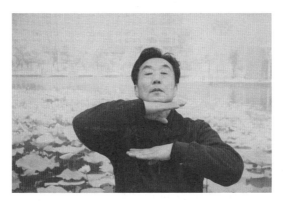

图 4-11　掌击下巴(2)

(三)注意事项

（1）浴面时要清洁脸部和双手，动作要轻柔均匀，不宜过急、过重，以免损伤皮肤。

（2）向上推时可稍用力，向下擦时则用力宜轻，点按穴位以酸胀感为宜。

（3）每日至少做两遍，面部患有疮疖未愈时禁忌按摩。

（4）冬天气候干燥，可涂抹上护肤品后再浴面。

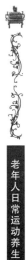

二维码 4
常浴面

五、常咽津

(一) 概述

"日咽唾液三百口，一生活到九十九。"《黄帝内经》曰："五脏化五液，心为汗，肺为涕，肝为泪，脾为涎，肾为唾，是为五液。"唾液有金津玉液的美称，是养生延年不可多得之宝。唐代名医孙思邈在《养生铭》中说，"晨兴漱玉津"可祛病益寿。

咽津能起到调养肾气、健脾和胃、增进食欲、补益脑髓、抗衰延年的作用，可有效防治咽炎、口腔疾病、消化不良等症。

(二) 操作方法

1. 舌搅沧海法

舌头伸出牙齿外，舌尖紧贴牙齿外面及牙龈，从上颌至下颌牙齿外面，顺时针、逆时针慢慢转动12圈；舌头放口腔内，用舌尖围绕上、下牙龈转动，顺、逆时针各转动12次；而后将唾液分三次徐徐咽下至丹田 (见图5-1、图5-2)。

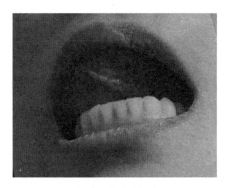

图 5-1　舌摩外牙龈

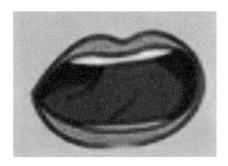

图 5-2　舌摩内牙龈

2.舌舔上下腭法

全身放松,匀呼吸,口微闭,舌头舔上腭或来回转动(见图 5-3);而后舔下腭或来回转动,以刺激唾液的分泌(见图 5-4);待唾液满口时,将唾液分三次缓缓咽下。

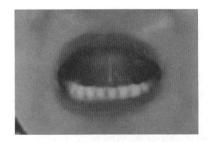

图 5-3 舌舐上腭

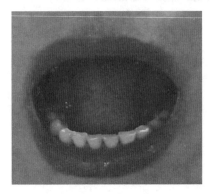

图 5-4 舌舐下腭

3.鼓腮漱口法

闭口,唾液满口时,漱口数次,分三小口缓缓咽下,吞咽时喉中发出"噜噜"声最好(见图 5-5、图 5-6)。

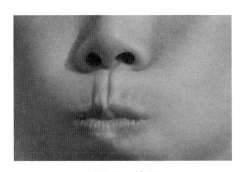

图 5-5　鼓腮

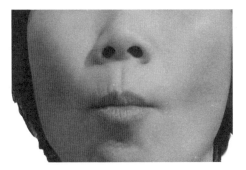

图 5-6　漱口

▌▌▌(三)注意事项 ▶

（1）在用舌尖搅动时产生的唾液不要随时吞咽，等转动结束后产生大量唾液再慢慢咽下，同时可用意念将唾液送至丹田。

（2）如舌头转动不灵活，可改为持续用舌尖轻轻舐住上腭或下腭数分钟，自可满口生津。

（3）可在清晨醒来时进行，凝神静气，心无杂念,用舌搅出唾液,徐徐咽下。其他时间亦可。采用站、坐、仰、卧姿练习均可。

(4)若口腔、舌尖糜烂,则不宜做此运动。

二维码5
常咽津

六、常弹耳

(一)概述

耳朵与脏腑、经络的关系十分密切。"肾开窍于耳",耳的听觉功能依赖于肾中精气的滋养。人的耳朵就像一个倒置的胎儿,人体的每一个器官和部位在耳朵上都有相应的穴位,耳朵上的260多个穴位,关联着五脏六腑。因此,保养耳朵,可调理人体脏腑机能,健康全身(见图6-1、图6-2)。

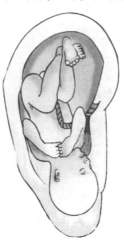

图 6-1　耳穴对应图

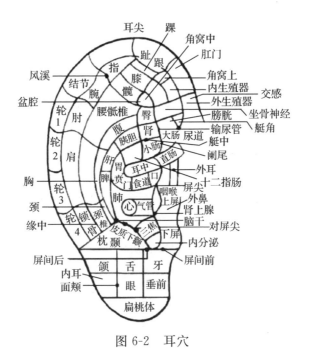

图 6-2　耳穴

常弹耳可促进耳部血液循环,起到提神醒脑、聪耳助听、调理脏腑的作用,有效防治耳鸣耳聋、眩晕失眠、神经衰弱等症。

▌▌▌(二)操作方法

1. 掌心震耳

两掌搓热后,掌心贴紧双耳,用力向内压;然后突然松开,利用负压牵引震动耳膜,起到震耳作用,重复做 10 次(见图 6-3、图 6-4)。

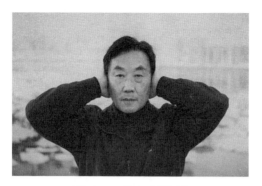

图 6-3　掌心压外耳

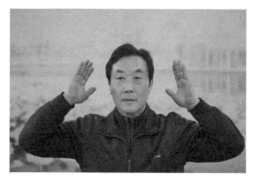

图 6-4　双掌放开

2.指插外耳

用两手食指指面插入外耳道,然后突然拔出,使耳道内产生振动(见图 6-5、图 6-6)。

老年人日常运动养生

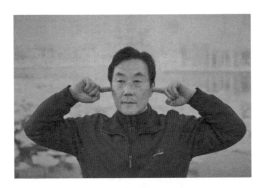

图 6-5　指插外耳道

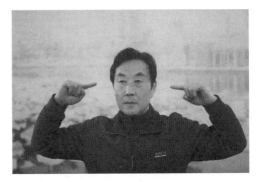

图 6-6　手指外拔

3. 双手拉耳

双手握空拳,用拇指、食指捏住耳尖、耳轮、耳垂,分别向上、中、下牵拉耳朵各 10 次(见图 6-7、图 6-8、图 6-9)。

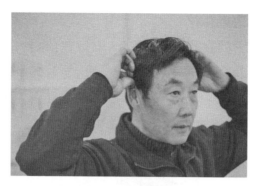

图 6-7　向上拉耳

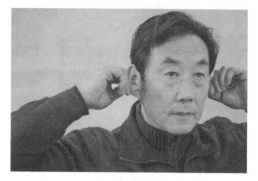

图 6-8　向外拉耳

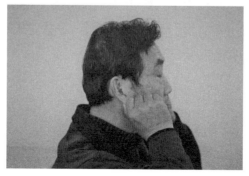

图 6-9　向下拉耳

老年人日常运动养生

4.指擦耳背

两手的食指、中指叉开,中指在前,食指在后,搓耳根及耳后降压沟,一上一下为 1 次,做 10 次(见图 6-10)。

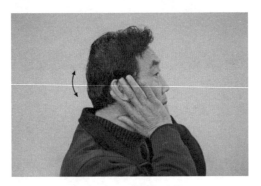

图 6-10　指擦耳背

5.掩耳弹枕

两掌分别掩住左右耳,手指托住后脑部;食指压在中指上,使食指从中指上滑下,弹击后枕部,可听到"咚咚"之声,如击天鼓(见图 6-11)。重复弹 10 下。也可用双手掌掩耳,双手食、中、无名三指轻轻叩击后脑部(见图 6-12)。

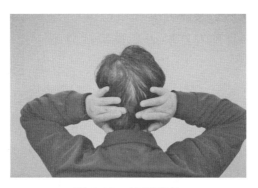

图 6-11　掩耳弹枕

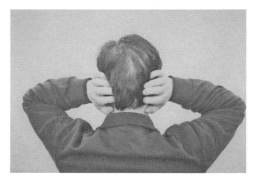

图 6-12　掩耳击枕

(三)注意事项

(1)弹耳时双掌心要紧贴双耳,才能起到震耳和鸣天鼓的作用。

(2)弹耳按摩时,应根据自己的耐受力,掌握速度和压力。

(3)按摩耳郭,闲暇时可随时做,每次约 5～10

分钟,以稍感发热为度。

(4)耳郭有红肿或耳道炎症时不宜弹耳朵。

二维码6

常弹耳

七、常摇头

(一) 概述

脖子上承头颅，下接躯干，是人体的"交通要道"，督脉和手、足六条阳经都从颈部通过。但是此处"路窄车多"，容易气血瘀滞。长时间久坐不动、频繁低头看手机、体位不佳、睡眠姿势不当等不良习惯（见图7-1、图7-2、图7-3），均可导致血凝气滞、经络受阻、肝肾亏虚而损伤颈椎，故八段锦有"摇头摆尾去心火"之说。

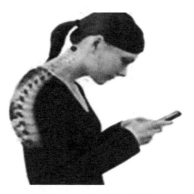

图 7-1　长时间低头

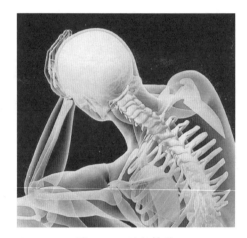

图 7-2　不良体位

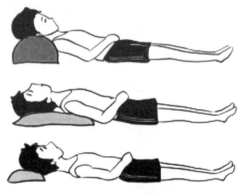

图 7-3　不当睡姿

常摇头能减轻神经根、椎动脉和交感神经的受压与刺激,疏通经络,缓解颈、肩、臂肌的痉挛,消除肌肉紧张,促进血液循环,松懈局部硬结,有效防治颈椎病,减轻头痛、头晕等症。

1.旋肩舒颈

两脚分开，与肩同宽，双手置两侧肩部，掌心向下；两臂先由后向前旋转，再由前向后旋转（见图 7-4）。如此反复各 8 次。

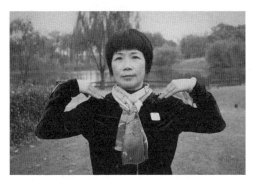

图 7-4　旋肩舒颈

2.左右划圈

双手叉腰，抬头左右划圈：头部转向左侧下方，由"左下→左上→右上→右下"方向划圈，停留片刻后，反方向转回左下方；低头左右划圈：头部转向左侧上方，由"左上→左下→右下→右上"划圈，停留片刻，反方向转回左上方（见图 7-5）；结束后头部返回中位。反复各做 8 次。

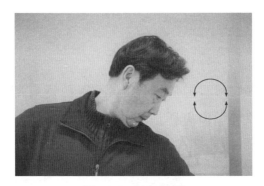

图 7-5　左右划圈

3.上下划圈

颈向前伸,犹如"仙鹤饮水"(见图 7-6)。向上划圈:下颌扬起,向前、向上抬头(见图 7-7);向下划圈:微微低头,收回下颌,向前、向下、向内低头划圈,收回(见图 7-8)。

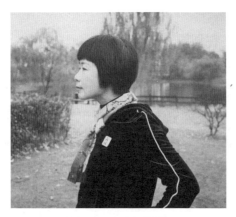

图 7-6　颈向前伸

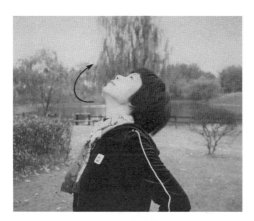

图 7-7　向上划圈

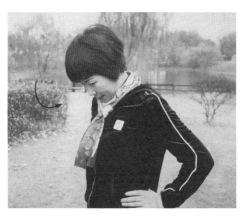

图 7-8　向下划圈

4. 伸颈晃脑

抬脖挺胸，拔伸颈部，双肩下垂，摇晃头部（见图 7-9）。

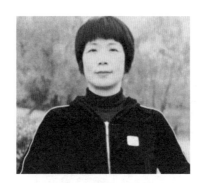

图 7-9　伸颈晃脑

5. 米字操

以头为"笔",反复书写"米"字：头由左到右画"一",回正位；头颈尽量向前上方拉伸,自上而下画"∣",回正位；头向左上方拉伸成 45°角,画"丶",回到正位；同法向右上方拉伸成 45°角,画"丿",回正位；头向右上方拉伸后往左下方画"丿",回正位；头向左前上方拉伸后往右下方画"乀",恢复正位(见图 7-10、图 7-11、图 7-12)。

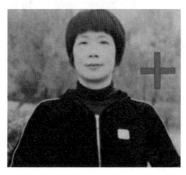

图 7-10　左右画横、上下画竖

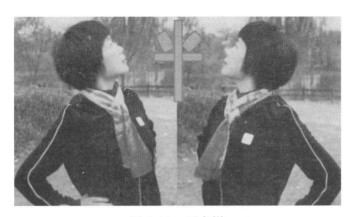

图 7-11　画点撇

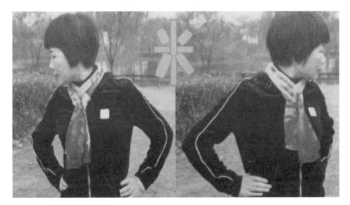

图 7-12　画撇捺

▌▌▌(三)注意事项

　　(1)站立位摇头宜两脚分开,与肩同宽,双手叉腰,力求安全稳定。

　　(2)摇头动作宜缓慢放松,切忌用力过猛。运动后以感觉头、颈、肩轻快和舒适为度。

（3）每个动作分别做 20～30 次。拉伸和转动幅度量力而行，因人而异，灵活安排运动时间，持之以恒。

（4）运动时若感眩晕不适即停止活动。患颈椎病者遵医嘱运动，疼痛较重时不宜运动。

二维码 7
常摇头

八、常呵浊

肺主气,司呼吸,是人体内外气体交换的场所,肺的呼吸运动对全身气机起着重要的作用。心窝处有个穴位叫膻中,又称"气会穴"(见图8-1)。凡和"气"有关的疾病,如气滞、气虚等都可以在这个部位调治。

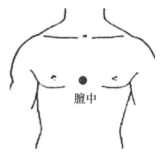

膻中

图 8-1　膻中

"呵浊"即吸入清气,呼出浊气,能开胸顺气、补益五脏,扩大肺活量,改善心肺功能,减少肺部感染,减轻胸闷气短、咳喘不适等症。

(二)操作方法

1.吐故纳新

腹式呼吸:用鼻吸气,以意念引至腹部丹田,当胸腹气满时,张口将体内浊气徐徐呼出,呼气时舌尖放平,念"呵"字,一呼一吸为一次,呼吸 10 次(见图 8-2)。

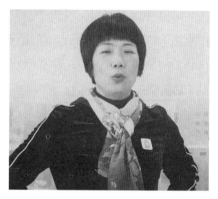

图 8-2　腹式呼吸

结合上肢运动:用鼻吸气,吸气时缓慢抬双臂,鼓起胸腹,再内收立掌前推,大吼"哈"声,将浊气呼出,如此反复 10 次(见图 8-3、图 8-4、图 8-5)。

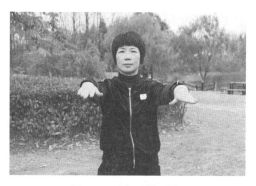

图 8-3　抬双臂吸气

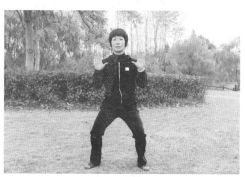

图 8-4　内收立掌

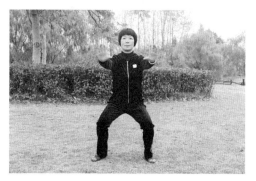

图 8-5　吼"哈"推掌

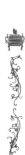

2.扩胸运动

双手握拳或握哑铃状,直臂合于胸前;吸气时向两侧打开,呼气时向中间靠拢,手臂伸直,一开一合为一次,重复20次(见图8-6、图8-7)。

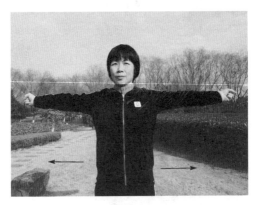

图 8-6　展臂扩胸吸气

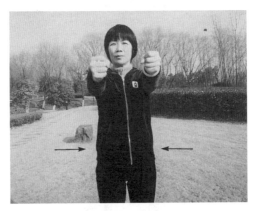

图 8-7　呼气内收

3. 按摩胸部

两掌相叠于胸部膻中穴，以掌根着力做顺时针、逆时针按摩 36 圈（见图 8-8）；或用虚拳叩击 36 次（见图 8-9）。

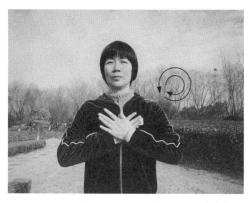

图 8-8　按摩膻中

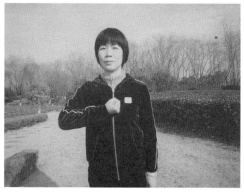

图 8-9　叩击膻中

4. 掌拍中府

先以右手按摩或拍打左上胸部；然后用左手按摩或拍打右上胸部，或左右交替，各 36 次（见图 8-10）。

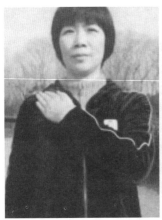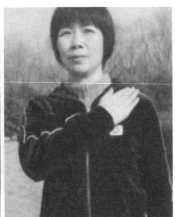

图 8-10　掌拍中府

(三)注意事项

（1）腹式呼吸的要点是鼻子吸气，嘴巴呼气，腹部吸鼓呼瘪，呼气时尽量呼尽浊气。

（2）哑铃有不同的重量，要根据自己手臂力量选择。老年人不适合举重物，可以用矿泉水瓶等代替哑铃进行练习。整个过程手臂不要弯曲，

二维码 8
常呵浊

让胸腔随之开合。

（3）练习时体位坐、站、卧均行，最好在室外环境优美、空气清新之所，放松身心练习。

九、常揉腹

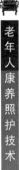

(一) 概述

腹部为五脏六腑之宫城,阴阳气血之发源。腹部又是人体十二经脉必经之途,重要穴位遍布其中,实为养生保健之重地。宋代诗人陆游的"揉腹功"和道家的"丹田功"及佛家的"铁肚功"等,皆注重摩腹之功用。因此有"饭后百步走,常把手摩腹"及"每天揉腹一百遍,通和气血调脾胃"之说。

常揉腹可强健脾胃、温暖丹田、促进肠胃蠕动、增进消化和食欲,消除腹胀便秘,防治肝、胆、胃、肠、胰、盆腔诸病。对许多慢性病如高血压、冠心病、肺心病、糖尿病等有辅助治疗作用。

(二)操作方法

1.摩腹

两掌搓热相叠按于脐中,顺时针方向旋转按摩,划圈由小到大36圈(见图9-1),然后逆时针方向由大至小按摩36圈(见图9-2)。

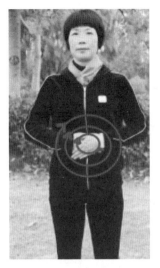

图 9-1 顺时针方向摩腹

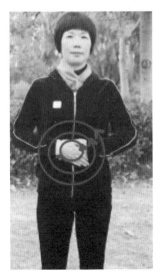

图 9-2 逆时针方向摩腹

2.擦腹

用手掌从两胁肋部的上方，斜向下推擦到肚脐下方，来回往返 36 次（见图 9-3）。感觉该区域微微发热为宜。

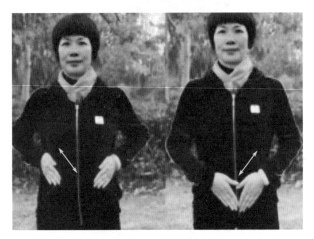

图 9-3　斜擦腹部

3.点穴

中脘穴是治疗消化系统疾病第一要穴；天枢穴既可治便秘，又可治泄泻；气海、关元为强壮保健要穴。用食、中指点按每穴 1 分钟（见图 9-4、图9-5、图 9-6）。

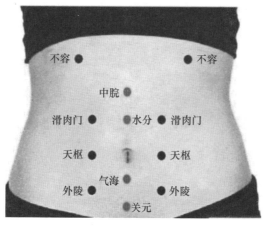

图 9-4　腹部重要穴位

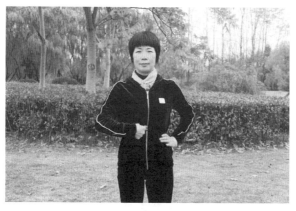

图 9-5　点按中脘

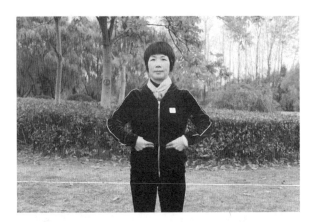

图 9-6 点按天枢

4.拍腹

双手稍用力拍打腹部 36 次（见图 9-7）。

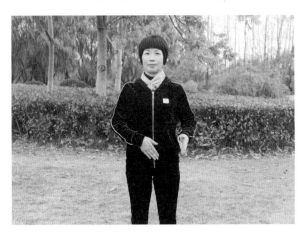

图 9-7 拍打腹部

（1）揉腹的力量适度，速度缓慢，呼吸自然。一般宜选择在晚上睡前、早上醒来时进行，按摩前要排空小便，坐位、站位、卧位均可。

二维码 9
常揉腹

（2）揉腹范围由中心向外围慢慢扩大，也可分小圈、中圈、大圈依次按摩，分别按摩 12 次。

（3）腹胀便秘者以顺时针方向揉按，同时结合点按天枢穴。减肥者可沿顺时针、逆时针方向分别转圈并加大力度。

老年人日常运动养生

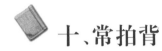

十、常拍背

 （一）概述

背为人身之柱，督脉处于脊柱中央，主一身之阳气。脊柱两边是贯穿全身的足太阳膀胱经，人体五脏六腑相关的穴位都在背部，更有华佗夹脊穴分布脊柱两旁，共有 53 个穴位（见图 10-1）。这些经穴是运行气血、联络脏腑的通路，故历代医家和养生家都非常重视人身之背。

拍打刺激背部经络，能舒筋活血、振奋精神、消除疲劳、固肾强腰、健体强身，有效防治腰背酸痛、腰肌劳损及相应脏腑的病变。

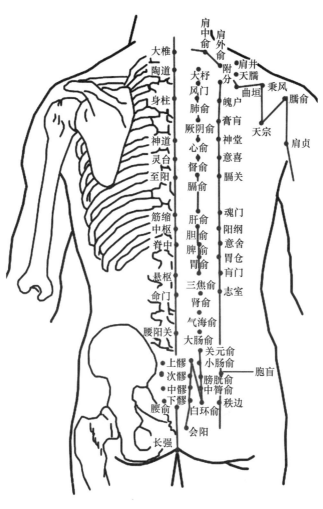

图 10-1　背部穴位

(二)操作方法

1.虚掌拍背

用虚掌自上而下拍打背部左右两侧膀胱经处,两人一组互相捶拍,被拍者端坐或蹲立均可(见图 10-2、图 10-3)。拍 36 遍。

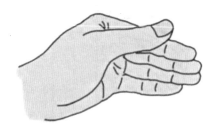

图 10-2　虚掌

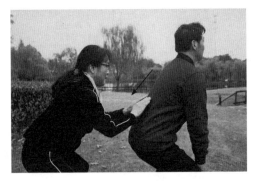

图 10-3　虚掌拍背

2.拳叩督脉

用一手虚拳击打背部正中督脉经,由上往下

叩击 36 次（见图 10-4、图 10-5）。

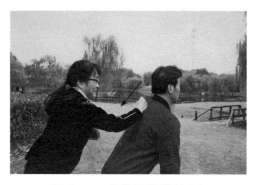

图 10-4　虚拳叩督脉经（1）

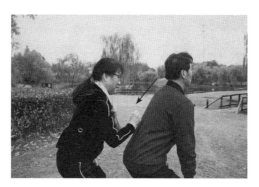

图 10-5　虚拳叩督脉经（2）

3. 侧击膀胱经

用两手掌根、侧掌击打两侧第一膀胱经（正中线旁开 1.5 寸），由上往下 36 次（见图 10-6）；再用侧掌击打第二膀胱经（正中线旁开 3 寸）36 次（见图 10-7）。

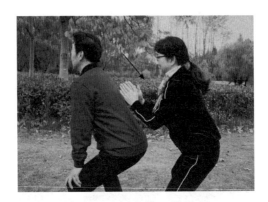

图 10-6　侧击第一膀胱经

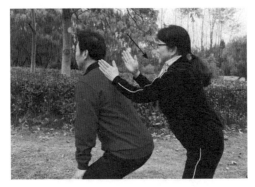

图 10-7　侧击第二膀胱经

4.背撞墙或背撞树

若无人合作,则找适合撞的墙或树当按摩工具,背对着大树约 30 厘米撞击,部分穴位和经络也会受到点压,起到按摩的作用(见图 10-8、图 10-9)。

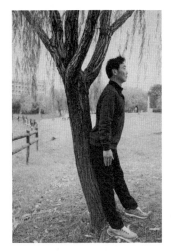

图 10-8　背撞树（1）

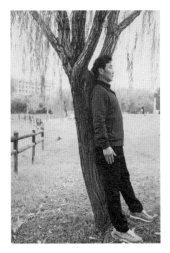

图 10-9　背撞树（2）

(三)注意事项

(1)叩拍时动作协调均匀、和缓有力,着力要有弹性,每分钟可叩拍60～80次,用单手或双手均可。

(2)拍背最好在夫妻间进行,每晚睡前,互相捶拍,双方收益。

二维码10
常拍背

(3)背部要常暖,在日常生活中要注意背部保暖,避免受寒邪侵袭,尤其是气候变冷时,应及时添加衣服。在阳光下晒背取暖,可预防背痛、落枕及感冒等病症。

十一、常摆腰

‖‖‖(一) 概述

"腰为肾之府",即肾位于腰部,在脊柱两侧。肾为先天之本,肾的精气在人体生长过程中起着至关重要的作用。腰在人体中部,又起承上启下的作用,人体的俯仰、转动等都以腰为中心,因此养护腰部对于延缓衰老、鼓舞肾气十分重要。

常摆腰能鼓舞肾气、强腰壮肾、健脾和胃、延缓衰老,防治腰腿疼痛、腰肌劳损、胃痛、消化不良等症。

‖‖‖(二)操作方法

1. 侧弯运腰

取站位,双手叉腰,拇指在前,其余四指在后,中指按在肾俞穴上(肾俞位于第二腰椎棘突下两侧二指宽处,见图 11-1);分别向左右侧弯,充分拉开胁肋部;配合呼吸运动,侧弯倾腰时呼气,还原时吸气;左右侧弯连续做 36 次(见图

11-2、图 11-3）。

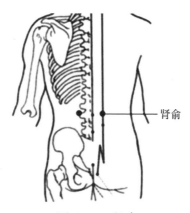

肾俞

图 11-1　肾俞

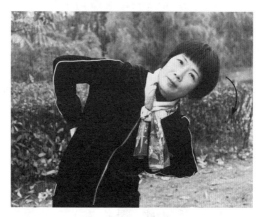

图 11-2　左侧弯腰

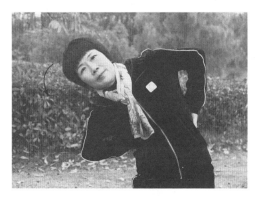

图 11-3　右侧弯腰

2.俯仰健腰

吸气时,两手从体前上举,手心向下,一直举到头上方,指尖朝上,身体向后仰(见图 11-4);呼气时,弯腰两手触地或脚(见图 11-5)。如此连续做 36 次。

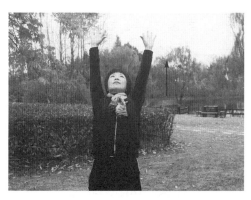

图 11-4　仰伸展腰

老年人日常运动养生

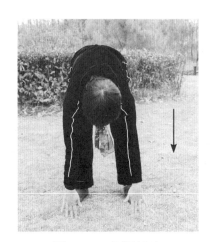

图 11-5　弯腰触地

3.旋腰转脊

身体和双手有韵律地旋转摆动,当身体向左转时,右手在前拍神阙,左手在后击命门;当身体向右转时,左手在前拍神阙,右手在后拍命门(见图 11-6、图 11-7、图 11-8)。重复做 36 次。

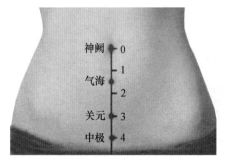

图 11-6　神阙

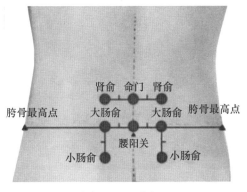

肾俞　命门　肾俞

胯骨最高点　大肠俞　　大肠俞　胯骨最高点

腰阳关

小肠俞　　小肠俞

图 11-7　命门

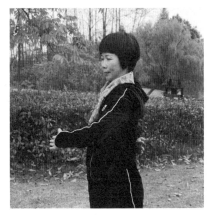

图 11-8　左右旋腰拍打神阙与命门

4.掌擦腰骶

两手放后腰,上下摩擦腰及腰骶部,直至发热为度(见图 11-9、图 11-10)。

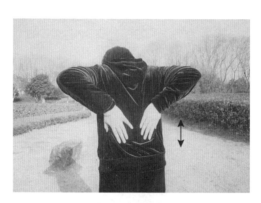

图 11-9　掌擦腰骶(1)

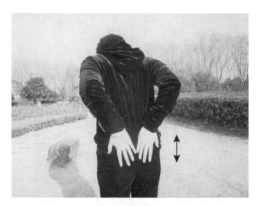

图 11-10　掌擦腰骶(2)

(三)注意事项

(1)摆腰时取站立姿势,两脚分开,与肩同宽,站稳。

(2)前俯弯腰时两手触地或脚,尽力即可,不可勉强。

（3）摆腰配合呼吸，侧弯时呼气，还原时吸气；前俯时呼气，后仰时吸气。

（4）旋腰转脊时身体与双手要配合好，在前的手掌拍神阙，在后的手背击命门，既转动腰部又拍打穴位打通任督二脉。若身体允许，则可反复做 100 次。

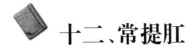

十二、常提肛

▌▌▌(一)概述

"日撮谷道一百遍,治病消疾又延年。"通俗地讲,提肛就是做收缩肛门的动作。肾开窍于耳及前后二阴,二阴的功能依赖于肾的气化。唐朝医学家孙思邈极为推崇此法,他在《枕中方》一书中规劝世人:"谷道宜常撮。"认为肛门周围的肌肉要间歇性地处于运动状态才能益肾,尤其对防治痔疮有特别疗效。

常提肛可促进肛门周围的血液循环,避免静脉淤血,接通任督脉气,益肾补精,防治痔疮肛裂、尿频尿急、遗精遗尿、泄泻脱肛、子宫脱垂、前列腺炎等症。

▌▌▌(二)操作方法

1. 踮脚缩肛

站立,双手叉腰,双脚分开与肩同宽;吸气时踮起脚跟,同时肛门会阴紧缩上提,持续5秒钟;

呼气时还原,重复 10 次(见图 12-1、图 12-2)。

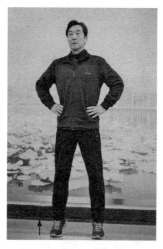

图 12-1　吸气踮脚缩肛

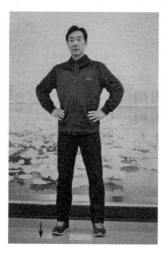

图 12-2　呼气还原

2. 坐立提肛

坐姿,双足分开;吸气时双手叉腰并起立,同时肛门收缩上提,持续 5 秒钟(见图 12-3);呼气时放松坐下(见图 12-4)。重复 10 次。

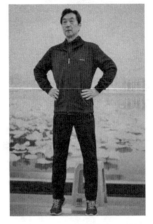

图 12-3　吸气时站立提肛

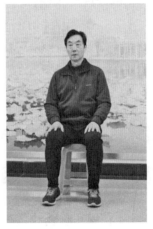

图 12-4　呼气时坐下还原

3.夹腿提肛

仰卧屈膝,吸气时臀部及大腿用力夹紧,肛门收缩,持续 5 秒钟左右(见图 12-5),然后放松呼气,双膝分开(见图 12-6)。可逐渐延长提肛的时间,重复 10 次。

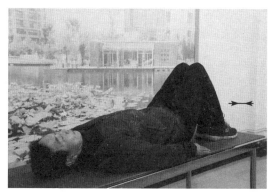

图 12-5　吸气时夹腿提肛

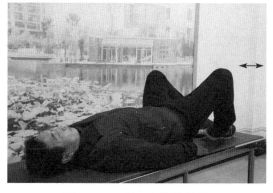

图 12-6　呼气时分膝放松

老年人日常运动养生

4.搭桥提肛

仰卧屈膝,双足跟尽量靠近臀部;吸气时伸髋、抬臀,同时收缩肛门,持续 5 ～ 10 秒(见图 12-7);呼气时放松还原(见图 12-8)。

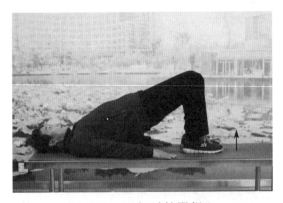

图 12-7　吸气时抬臀提肛

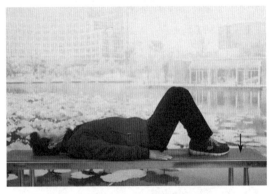

图 12-8　呼气时放松还原

▌▌▌（三）注意事项

（1）提肛时可根据个人情况选择姿势，站立、坐位、卧位均可。最好每天早晚各做一遍。

二维码12
常提肛

（2）操作时摒除杂念，周身放松，配合呼吸，吸气时提肛，呼气时放松。

（3）肛门会阴收缩时应带动腹部，同时用力向上收缩，并逐渐延长提肛的时间。

（4）心脑血管疾病患者屏气时间不宜过长，以防意外。

老年人日常运动养生

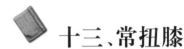

十三、常扭膝

▌(一) 概述

腿是人体主要承重器官,它有着人体中最结实的关节和骨骼。肾主骨,随着年龄的增长,肾的精气逐渐衰退,肌肉、关节和骨骼出现不同程度的生理性退化,血管弹性逐渐减弱,神经反应性降低,因此下肢活动的准确性和速度随之降低,所谓"人老腿先老、肾亏膝先软"。要延年益寿,老年人应经常甩腿扭膝。

常扭膝能促进下肢血液循环、疏通经络、强肾壮骨,缓解腿部酸痛,增强膝关节韧带的柔韧性与灵活性,延缓衰老,可有效防治膝关节炎、骨质增生和扭、挫伤等症。

▌(二)操作方法

1.双掌摩膝

双手互擦发热,两脚分开与肩同宽,微微下蹲;双掌心捂膝,分别按顺、逆时针按摩膝部至微微发热(见图 13-1)。

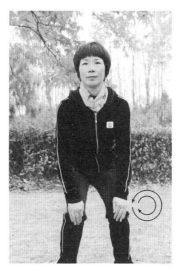

图 13-1　双掌摩膝

2.内外绕膝

站立位,两脚分开与肩同宽,微微下蹲,双手按膝,向内绕膝,然后再向外绕膝,各做 36 下(见图 13-2、图 13-3)。

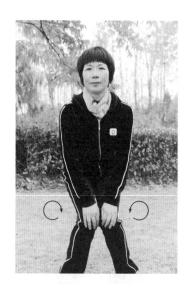

图 13-2　向内绕膝

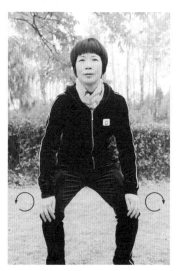

图 13-3　向外绕膝

3.掌拍膝盖

姿势同上,双掌拍打膝盖各 100 下（见图 13-4）。

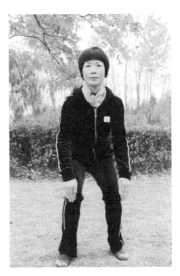

图 13-4 掌拍膝盖

4.叩足三里

姿势同上,双手握虚拳,同时叩击足三里各 100 下(足三里:在小腿前外侧,当犊鼻下 3 寸,距胫骨前缘一横指处)(见图 13-5、图 13-6)。

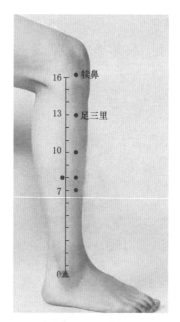

图 13-5　足三里

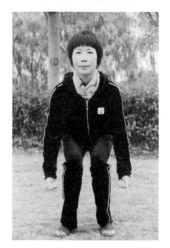

图 13-6　虚拳叩足三里

5.靠墙下蹲

背部靠墙，两脚分开与肩同宽，慢慢下蹲，使小腿与大腿间呈 90°虚坐，两手交叉互握向前（见图 13-7、图 13-8）；下蹲至腿部酸胀微微发热为止。

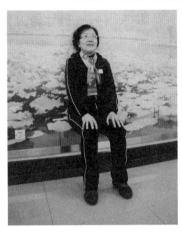

图 13-7　靠墙下蹲(1)

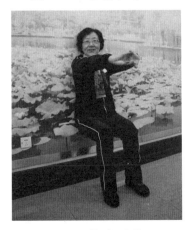

图 13-8　靠墙下蹲(2)

（三）注意事项

（1）靠墙下蹲保持正确的姿势。虚坐注意膝盖不能超过脚尖。鞋子要防滑，或者脚前放置障碍物，防止跌倒。

（2）下蹲角度和时间根据个体情况灵活运用，量力而行、循序渐进，一般蹲至腿部肌肉酸胀为止。

（3）若关节内有游离体，则不宜做内外绕膝动作。

二维码13
常扭膝

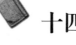# 十四、常抖肢

(一) 概述

俗话说"动不如走，走不如抖"。抖即运动之意，肢即肢节，指人体的四肢关节。四肢运动，犹如转动的门枢不会腐朽。十二经脉循行在四肢，直接络属于脏腑，并有 80 多个穴位分布在四肢，故有"百步走不如抖一抖"，"常抖肢节百骸，关节日趋灵活"等说法，因此抖肢是有效的养生保健方法。

常抖肢可促进内脏及全身气血运行，舒筋通络、滑利关节，可防治"失用性肌萎缩"和骨关节疾病，增强体质，延缓衰老。

(二) 操作方法

1. 抖四肢

站立位，两脚分开与肩同宽，肢体放松；上肢下垂伸展，微微颤抖或晃动四肢，由下而上，幅度由小到大（见图 14-1）；可以坐位上、下肢分开进

老年人日常运动养生

行,也可同时进行。抖动2～3分钟。

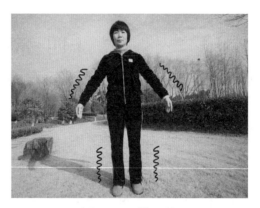

图 14-1　抖四肢

2.展凤翼

双臂像鸟儿翅膀一样开合。以肩关节为轴,两臂先向后挺胸摇转,再向前含胸摇转各 20 圈(见图 14-2、图 14-3)。

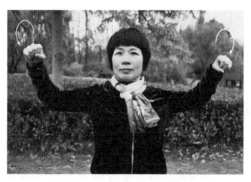

图 14-2　挺胸外摇双臂

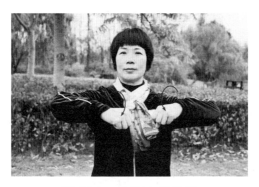

图 14-3　含胸内摇双臂

3.起波浪

双手十指交叉相握于胸前,作波浪状起伏,带动肩肘腕指关节运动,左右环绕 20～30 次(见图 14-4、图 14-5)。

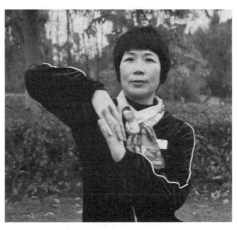

图 14-4　向右环绕

老年人日常运动养生

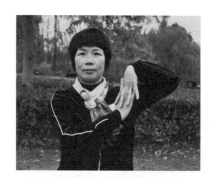

图 14-5　向左环绕

4. 转脚踝

　　站立，一手扶墙或扶椅背，重心放在一只脚上，另一只脚踮起脚尖，向外、向内旋转，带动膝、胯关节一起转动；左右脚轮换各环绕 20～30 次（见图 14-6、图 14-7）。

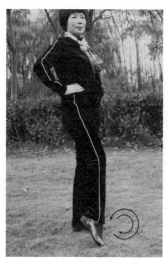

图 14-6　转右脚踝

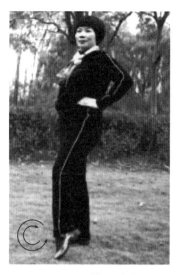

图 14-7　转左脚踝

5. 摇膝部

站立，一手扶墙或扶椅背，一脚提起，重心放在一只脚上，以膝盖为支点，小腿环绕膝部打圈或前后屈伸、左右摆膝（见图 14-8、图 14-9、图 14-10）。两脚轮换各环绕 20～30 次。

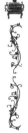

老年人日常运动养生

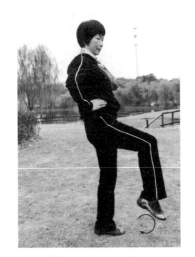

图 14-8　环绕膝部打圈

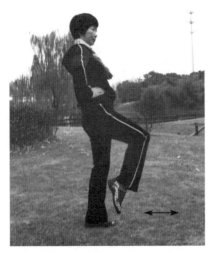

图 14-9　前后屈伸

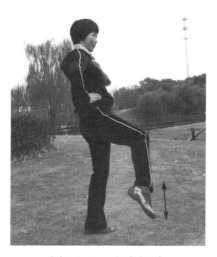

图 14-10　左右摆膝

6. 踩水车

坐位或卧位，双下肢可踩水车样轮番踩踏 20 ～30 次（见图 14-11）。

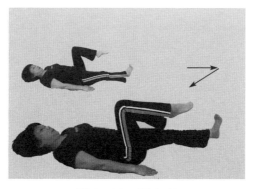

图 14-11　踩水车

（三）注意事项

（1）选择合适的场所，练习时全身放松，心无杂念。

（2）抖肢可以根据需要取站立位或坐位。上下肢可以一起进行，也可分开进行。

二维码14
常抖肢

（3）站立位上肢运动时，下肢分开与肩同宽。下肢活动时注意安全，老人应一手扶墙壁或椅背，两下肢分别进行。

（4）转动或环绕幅度由小到大，频率由慢到快，循序渐进。

十五、常搓脚

▌▌▌（一）概述

　　"养树需护根，养生需护足。"脚是足三阴经之始，足三阳经之终，双脚还分布有 60 多个穴位和各个脏器的反射区（见图 15-1）。脚心的涌泉穴是足少阴肾经的起点，也是养生保健长寿之要穴。搓脚心胜过吃人参，为历代养生家所推崇，北宋大文豪苏东坡年逾花甲仍精力旺盛，其原因之一就是常"搓脚心"。

　　常按摩脚底穴位和刺激相应反射区，可使诸阳上升，浊气下降，提神健脑，养心固肾，颐养脏腑，延缓衰老，可防治眩晕头痛、失眠健忘、神经衰弱、耳鸣失聪、腿脚麻木、高血压、心脏病等症。

老年人日常运动养生

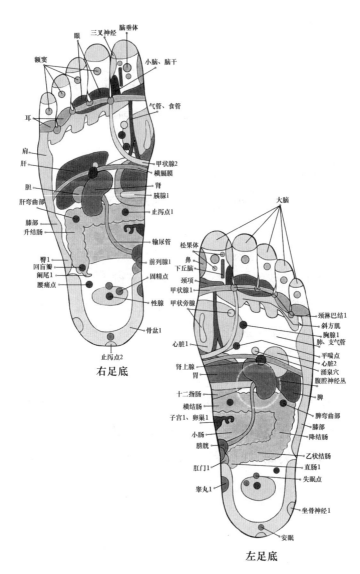

额窦
三叉神经
脑垂体
眼
小脑、脑干
耳
气管、食管
肩
肝
甲状腺2
胆
横膈膜
肝弯曲部
肾
膝部
胰腺1
升结肠
止泻点1
臀1
输尿管
回盲瓣
前列腺1
阑尾1
固精点
腰痛点
性腺
骨盆1
止泻点2

右足底

大脑
松果体
鼻
下丘脑
颈项
甲状腺1
甲状旁腺
颈淋巴结1
斜方肌
胸腺1
肺、支气管
心脏1
平喘点
肾上腺
心脏2
胃
涌泉穴
十二指肠
腹腔神经丛
横结肠
脾
子宫1、卵巢1
脾弯曲部
小肠
膝部
膀胱
降结肠
肛门1
乙状结肠
睾丸1
直肠1
失眠点
坐骨神经1
安眠

左足底

图 15-1　足底反射区

1.握脚转踝

坐位,先用温热水泡洗脚,把擦干后的脚架在另一条腿上;一手固定脚踝,另一手握住脚趾顺、逆时针环绕脚踝(见图15-2)。以同法换脚,各做36下。

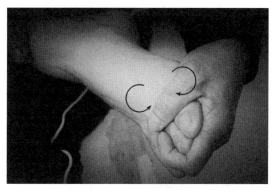

图15-2　握脚转踝

2.干搓脚底

搓热手掌,以一手握足趾,另一手的小鱼际或掌心缓慢地搓擦足底部,以产生温热感为度(见图15-3)。以同法搓另一足底,各搓36下。

老年人日常运动养生

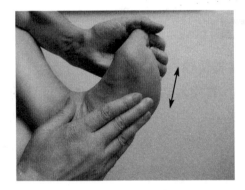

图 15-3　干搓脚底

3. 指按脚心

两手大拇指轮流按压脚心涌泉穴,右手按左脚,左手按右脚,或用食指屈指点按,各按压 36 下(见图 15-4、图 15-5、图 15-6)。

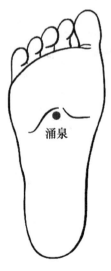

涌泉

图 15-4　涌泉

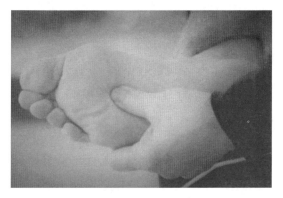

图 15-5　指按涌泉

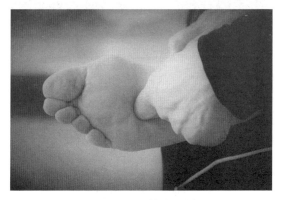

图 15-6　屈指按涌泉

4.掌拍涌泉

搓热双掌,以掌心劳宫穴拍打脚心涌泉穴,使"心肾相交";左手拍右脚,右手拍左脚各 100 下(见图 15-7、图 15-8)。

老年人日常运动养生

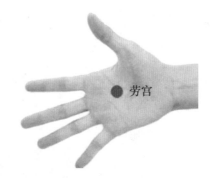

图 15-7 劳宫

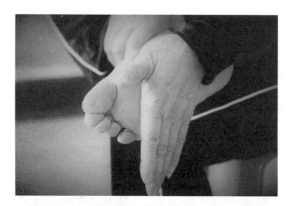

图 15-8 手心拍脚心

(三)注意事项

(1)按摩足部时应保持室内清静、整洁、通风,饭后不宜立即搓脚心。

(2)干搓脚心力度不宜过大,以微微发热为宜。掌拍涌泉时掌心劳宫穴对准脚心涌泉穴进行,使"心肾相交"。

（3）搓完脚心后,手脚毛孔、血管舒张,严禁用冷水擦洗,注意防寒。按摩结束后 30 分钟内应饮一杯温开水或热牛奶,有利于助眠。

二维码 15
常搓脚

（4）患有糖尿病足、足癣、重度骨质疏松、急性软组织损伤、有出血倾向者,不建议搓脚。

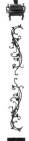

十六、经络穴位拍打养生操

▌(一) 概述

经络好比一棵大树,纵横交错在人体,是人体运行气血、联络脏腑形体官窍、沟通上下内外的通路。穴位分布在经络上,是脏腑经络之气在体表的反应,也是针灸推拿试术的地方。

经脉通则身体健,经脉塞则百病生。经常拍打经络穴位可以调节脏腑、经络、气血,能增强体质,促进健康,延年益寿,还能防治疾病,增强机体的抗病能力。

▌(二)操作方法

1. 准备运动

(1)握拳击掌:一手握拳,一手张开,以拳击对侧掌心劳宫穴;换手击另一手(见图16-1)。

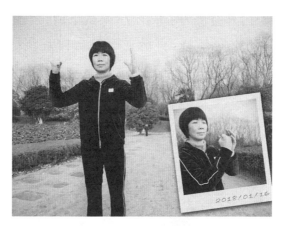

图 16-1　握拳击掌

（2）甩手弯腰：吸气时两手向上伸展，掌心在前，两膝微屈；呼气时两手向下向两侧往后甩，膝关节伸展（见图 16-2）。

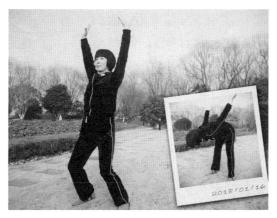

图 16-2　甩手弯腰

（3）内外绕膝：两脚并立，微微下蹲，两手捂膝沿顺时针方向环绕，再沿逆时针方向环绕（见图16-3）。

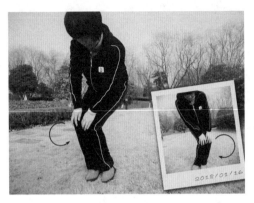

图16-3　内外绕膝

2.经络操

（1）拍肩井穴：站立位，两脚分开，一手叉腰，一手握拳或掌击对侧肩井穴（见图16-4、图16-5、图16-6）。换手掌击另一侧肩井穴。

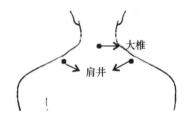

图16-4　肩井、大椎

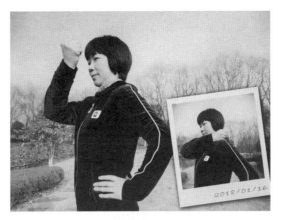

图 16-5　拳击肩井

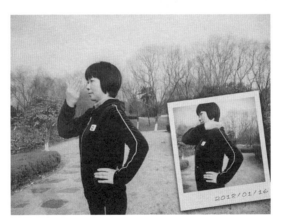

图 16-6　掌击肩井

老年人日常运动养生

（2）击大椎穴：两脚分开与肩同宽，两手交叉向前弯腰；两手向上时膝盖弯曲，以大拇指关节击打大椎穴（见图 16-7）。

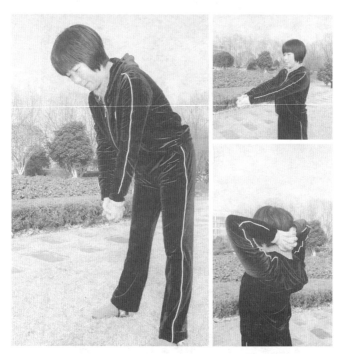

图 16-7　击大椎穴

（3）拍手三阴经：一手往同侧伸展，手心向上；另一手虚掌沿上臂内侧从肩胛拍至手掌，左右手轮换（见图 16-8）。

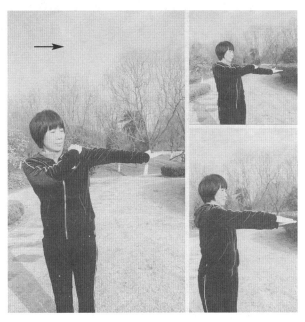

图 16-8　拍手三阴经

（4）拍手三阳经：一手往同侧伸展，手心向下；另一手虚掌从外侧手掌拍到肩胛，左右手轮换（见图 16-9）。

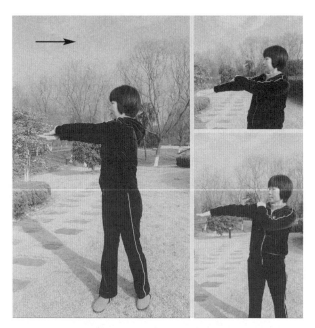

图 16-9　拍手三阳经

（5）拍足三阳经：①拍足阳明胃经：两手虚掌从胸部上方沿足阳明胃经由前胸到腹股沟经膝部拍到足背（见图 16-10）。②拍足少阳胆经：两手虚掌沿足少阳胆经从臀外侧经膝部外侧向外踝处拍打（见图 16-11）。③拍足太阳膀胱经：背部膀胱经以两人为一组，用虚掌自上而下互相拍打，被拍者端坐或蹲立均可（见图 16-12）；下肢后侧则以自拍为主，两手从后臀部往下经腘窝拍至后足跟（见图16-13）。

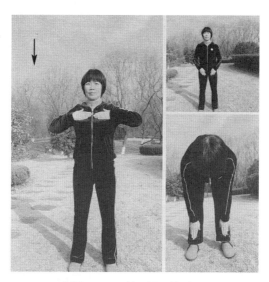

图 16-10　拍足阳明胃经

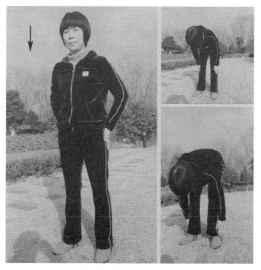

图 16-11　拍足少阳胆经

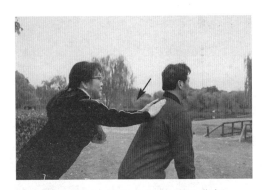

图 16-12　拍足太阳膀胱经背侧

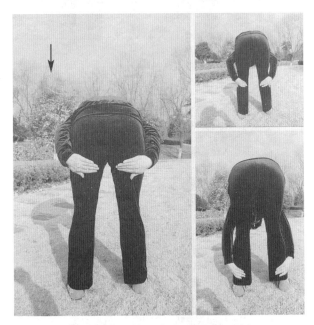

图 16-13　拍足太阳膀胱经下侧

（6）拍足三阴经：两手由下肢内侧内踝拍至腹股沟内侧（见图 16-14）。

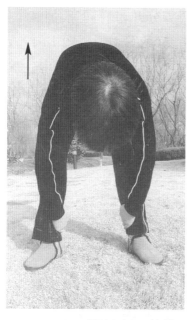
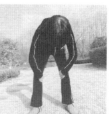
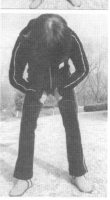

图 16-14　拍足三阴经

（7）叩足三里：两脚分开与肩同宽，微微下蹲，两手握虚拳叩击足三里（见图 16-15）。

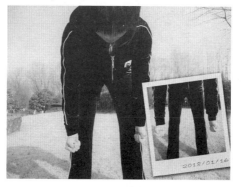

图 16-15　叩足三里

(8)叩三阴交:两脚分开与肩同宽,屈膝下蹲,两手握虚拳叩击三阴交(见图 16-16、图 16-17)。

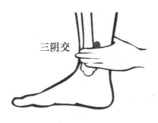

图 16-16　三阴交

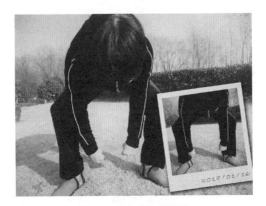

图 16-17　叩三阴交

3. 整理运动

(1)抱头颠足:两脚分开与肩同宽,两手交叉置于后脑;吸气时踮起足跟,两臂前夹,呼气时脚跟着地,两臂展开,放松还原(见图 16-18)。

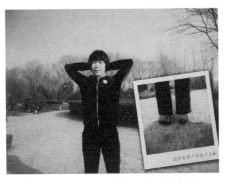

图 16-18　抱头颠足

（2）下蹲摇臂：两脚分开下蹲，两手下沉，手臂交叉，吸气缓缓起立向上至头顶展开双臂；呼气时两臂放下还原（见图 16-19）。

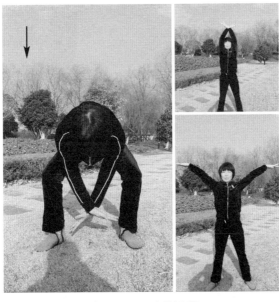

图 16-19　下蹲摇臂

（3）气沉丹田：两脚分开站立，吸气时两手向外侧打开上举至头；呼气时两手指于胸前相对，手心向下缓缓还原（见图 16-20）。

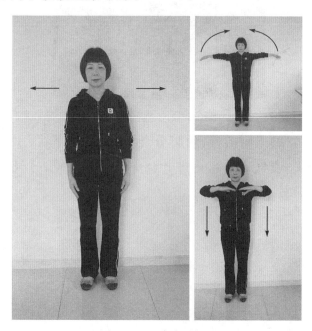

图 16-20　气沉丹田

(三)注意事项

（1）做养生操之前要做准备运动，使身体预热，达到最佳运动状态；结束时要做整理运动，以消除疲劳。

（2）拍打经络时要按经络的体表循行方向拍

打：手三阴经从胸走手，手三阳经从手走头，足三阳经从头走足，足三阴经从足走腹。

（3）足三阳经要分前、中、后三线拍打。足太阳膀胱经体表线在背部和下肢后侧，背部可两人互拍，也可排成一队互拍。被拍者要马步或扶住椅背站稳。

二维码16 经络拍打操

老年人日常运动养生

总 主 编　黄惠娟　陈雪萍
副总主编　章冬瑛　王撬撬

老年人康养照护技术

（共4册）（融媒体版）

第三分册

慢性病运动康复

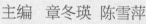

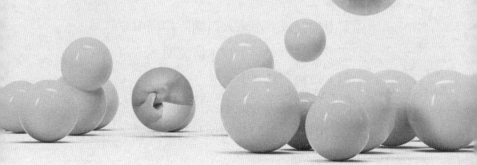

主编　章冬瑛　陈雪萍

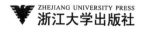

ZHEJIANG UNIVERSITY PRESS
浙江大学出版社

老年人康养照护技术
（融媒体版）

编委会名单

主　任　黄惠娟

副主任　陈小英　俞　华　卢胜兰

编　委（以姓氏笔画为序）

丁　炜　马继龙　王撬撬　杨　玉

杨　丽　何　宽　陆　叶　陈晓慧

陈爱雪　陈雪萍　卓永岳　竺　愿

曹世华　章冬瑛　梁　赉　董　敬

组织、支持单位：

国家卫生健康委南京人口国际培训中心

国家卫生健康委科学技术研究所

中国人口福利基金会

中国老年保健协会健康照护与教育分会

浙江省时代养老服务评估与研究中心

目 录

慢性病运动康复

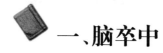

一、脑卒中

（一）概述

脑卒中也叫中风，是中医学对急性脑血管疾病的统称。它是以猝然昏倒，不省人事，伴发口角歪斜、语言不利而出现半身不遂为主要症状的一类脑血液循环障碍性疾病。中风具有发病率高、死亡率高、致残率高、复发率高以及并发症多的特点，同冠心病、癌症列为威胁人类健康的三大疾病之一。因其发病急骤，症见多端，病情变化迅速，与风之善行数变特点相似而得名。

中医认为中风是由于正气亏虚、饮食适节、情志劳倦内伤等引起气血逆乱，产生风、火、痰、瘀，导致脑脉痹阻或血溢脑脉之外。常用平肝熄风、清化痰热、活血通络、醒神开窍等治疗方法。进行有针对性的运动康复，是防治中风的重要手段。以下的运动康复操也适用于截瘫、脑瘫、颅脑外伤等引起肢体运动功能障碍者。

慢性病运动康复

▌▌▌▌(二)运动康复操

1. 床上运动

准备：仰卧位，两手平放于身侧，心境平和，身体放松，意随形动。

(1)上肢运动

第一节：掐指压掌。十指末端是十宣(见图1-1)，为经外奇穴，通过不间断地对十宣进行刺激，使手指末端气血畅通，反射性地促进全身和脑部血液循环，防治卒中及改善卒中后遗症，增强记忆和反应能力。

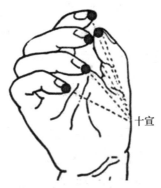

十宣

图1-1　十宣

方法：①健手托起患手，用拇指指尖对掐患手各指指尖十宣，以有酸痛感为宜(见图1-2)；②健手握住患手手掌，做背伸、腕曲、环绕运动(见图1-3、图1-4)。

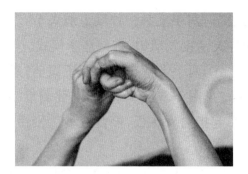

图 1-2　指掐十宣

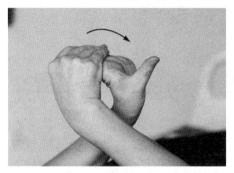

图 1-3　背伸、腕曲运动

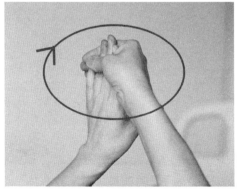

图 1-4　顺时针、逆时针环绕

第二节：两手上举。伸展上肢关节，增强上肢关节屈伸灵活度及肌力，抑制痉挛模式。

方法：①两手十指交叉相握于腹前，患侧拇指在上握拳（见图1-5、图1-6）；②以健侧带动患侧慢慢向上举起指向天花板，停留数秒后慢慢返回（见图1-7）。

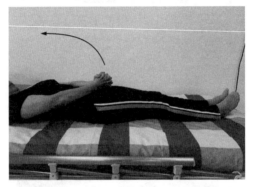

图1-5　双手十指交叉握于腹前

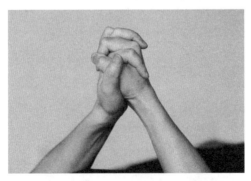

图1-6　患侧拇指在上握拳

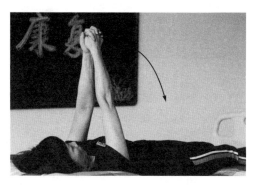

图 1-7　健手带患手上举

第三节：举手至头。增强上肢屈肌肌力和关节屈伸灵活度，抑制痉挛模式和预防肩关节脱位等并发症发生。

方法：①两手十指交叉握于腹前，患侧拇指在上（见图 1-8）；②以健侧带患侧慢慢上举至头顶方向，停留数秒后还原（见图 1-9）。

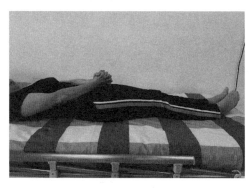

图 1-8　双手十指交叉握于腹前

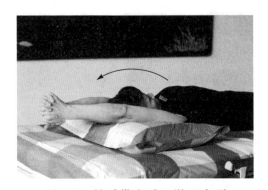

图 1-9　健手带患手上举至头顶

第四节:左右侧摆。增强上肢伸肌和外展肌的肌力及上肢运动的灵活性,为自主翻身和自助向床边移位及起床打基础。

方法:①两手十指交叉相握于腹前,患侧拇指在上;②以健侧带患侧慢慢上举,向左右摆动,而后还原(见图 1-10、图 1-11)。

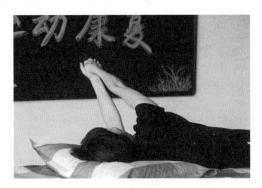

图 1-10　健手带患手向左摆动

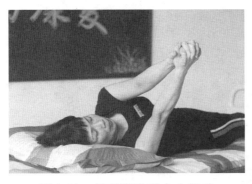

二维码1
脑卒中——
上肢运动

图 1-11　健手带患手向右摆动

（2）下肢运动

第一节：抬腿向上。增强下肢肌力和患肢灵活性，减轻划圈步态。

方法：①两手平放于身侧，健脚慢慢插入患肢下方（见图 1-12）；②两下肢同时用力上抬，而后还原（见图 1-13）。

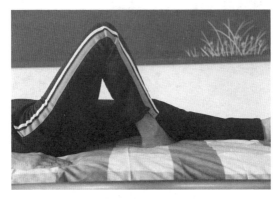

图 1-12　健脚插入患肢下

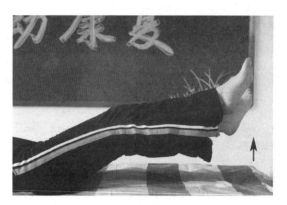

图 1-13　健脚带动患腿上抬

第二节：屈伸下肢。增强下肢肌力，尤其是患肢屈伸的灵活性，减轻足内翻和划圈步态。

方法：①两手平放于身侧，两下肢屈曲，足跟靠近臀部（见图 1-14）；②再慢慢伸展，而后还原（见图 1-15）。

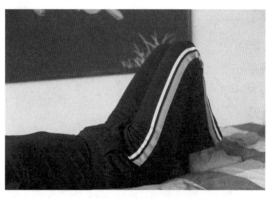

图 1-14　下肢屈曲

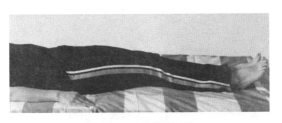

图 1-15　伸腿还原

第三节：屈膝展肢。增强下肢内收肌和外展肌肌力，增加患肢内收外展的灵活性，减轻足内翻和划圈步态。

方法：①两下肢屈曲，足跟靠近臀部；②两膝同时或分别向两边展开、靠拢，而后还原（见图 1-16、图 1-17、图 1-18）。

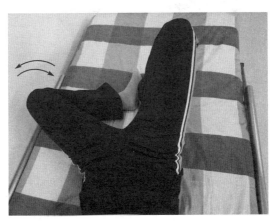

图 1-16　左膝外展

慢性病运动康复

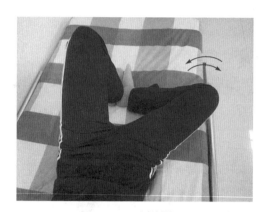

图 1-17　右膝外展

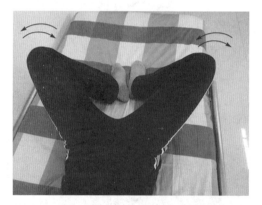

图 1-18　双膝同时外展

　　第四节：伸手抱腿。利用上肢的伸展和下肢的屈曲对抗痉挛模式，减轻卒中后遗症。

　　方法：①两下肢屈曲至腹部，两手交叉相握抱住两膝数秒后还原（见图 1-19）；②或双手轮流抱左右膝部（见图 1-20、图 1-21）。

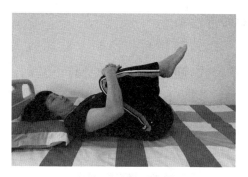

图 1-19 双手抱膝

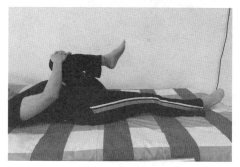

图 1-20 双手抱左膝

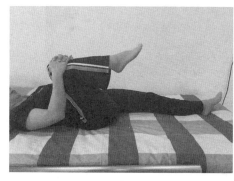

图 1-21 双手抱右膝

二维码 2
脑卒中——
下肢运动

（3）腰部运动

第一节：双腿搭桥。抑制上肢屈肌和下肢伸肌的痉挛模式，同时为自我翻身打下基础。

方法：①两下肢屈曲，脚跟靠近臀部（见图1-22）；②用力抬起臀部，使腰、臀、大腿成一直线，数秒后还原，停留时间逐渐延长（见图1-23）。

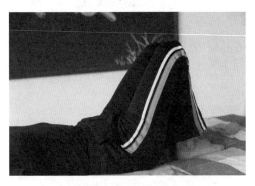

图1-22　下肢屈曲

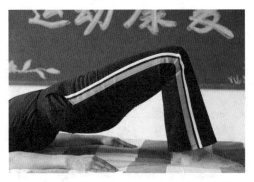

图1-23　抬臀使腰、臀、大腿成一直线

第二节:单腿搭桥。

方法:①一腿屈曲,另一腿伸展或架在屈曲的膝盖上;②用力抬起臀部,使腰、臀、大腿成一直线,停留数秒后还原,停留时间逐渐延长,两腿交换做(见图 1-24、图 1-25)

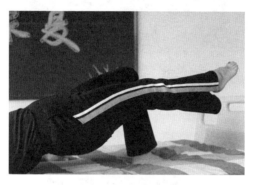

图 1-24　抬腿单桥

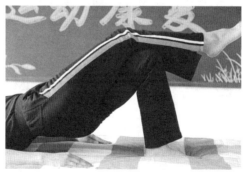

图 1-25　搁腿单桥

第三节:左右扭转。

方法:①两手交叉相握向上举起,带动上半身向左边扭转;②两下肢带动下半身向右扭转,停留数秒后向反方向转动(见图1-26、图1-27)。

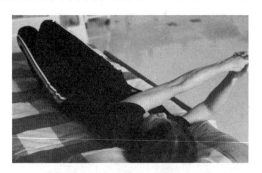

图1-26　向右扭腰

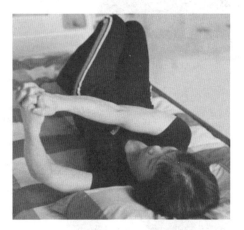

图1-27　向左扭腰

第四节:抬头屈腰。增强腰腹肌力量和全身四肢灵活性,促进全身血液循环,对抗痉挛模式和划圈步态,减轻卒中后遗症,为进一步康复打好基础。

方法:①两手交叉相握,慢慢向上举,枕于枕部;②两腿屈曲,抬头收腹屈腰,再慢慢还原(见图1-28)。

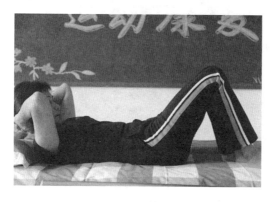

二维码 3
脑卒中——
腰部运动

图 1-28　抬头收腹屈腰

2.坐位运动

准备:坐位,两脚分开,脚尖朝前,目视前方或微闭眼,两手放于膝盖,意随形动。

第一节:摩额击枕。头为诸阳之会,按摩、击打穴位,可以振奋精神,兴奋大脑,改善脑部血液循环和新陈代谢,提高大脑思维能力,防治中风和痴呆,同时也可以锻炼上肢功能。

方法:①健手握患手上抬,掌心紧贴前额,两手同时用力来回摩额(见图1-29);②两手交叉向上至百会,轻拍,再移动至枕部轻拍(见图1-30、图1-31)。

慢性病运动康复

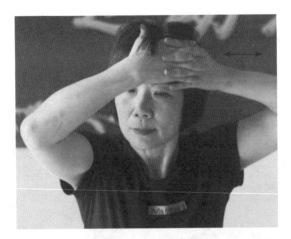

图 1-29　双手摩额

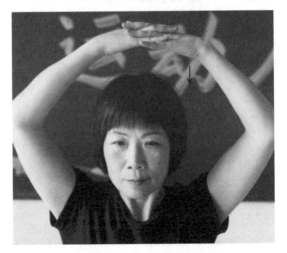

图 1-30　双手拍百会

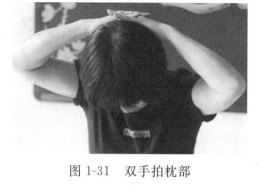

图 1-31　双手拍枕部

第二节：拿捏患肢。患肢前伸，疏通手、足三阴、三阳经络，防止肌肉失用性萎缩和减轻痉挛状态。

方法：①患手放于桌上，健手自上而下拿捏、拍打患侧上肢（见图 1-32、图 1-33）；②健手拿捏、拍打患侧下肢（见图 1-34、图 1-35）。

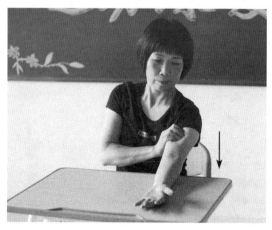

图 1-32　拿捏患侧上肢

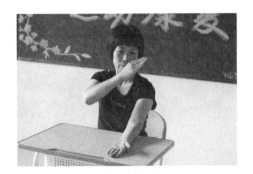

图 1-33　拍打患侧上肢

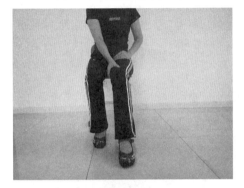

图 1-34　拿捏患侧下肢

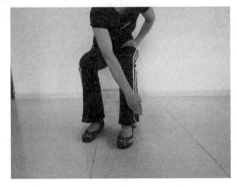

图 1-35　拍打患侧下肢

第三节:活动关节。用正常的活动模式抑制异常活动模式,加大关节活动范围,改善关节僵硬、挛缩及上肢屈肌痉挛和下肢伸肌痉挛等并发症。

方法:①健手托扶患肢做各关节的屈伸运动;②运动时上肢要尽量伸展,下肢要尽量屈曲(见图1-36、图1-37、图1-38)。

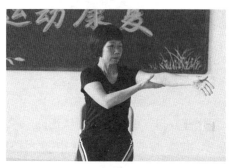

图 1-36　患侧肩关节活动

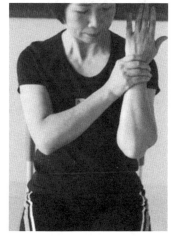

图 1-37　患侧肘关节屈伸活动

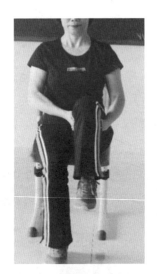

图 1-38　患侧屈髋屈膝活动

第四节：推摩脘腹。腹部有中脘、神阙、关元、天枢、大横等诸多穴位（见图 1-39），推摩腹部有助于补气健脾，培补元气，增强抗病能力，改善中风后遗症。

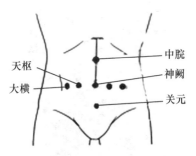

图 1-39　关元、中脘等穴

方法：①两掌相叠于关元，随着吸气两掌向上推摩到中脘（见图 1-40、图 1-41）；②呼气时全身放松,两掌向左向下推摩,反复进行。

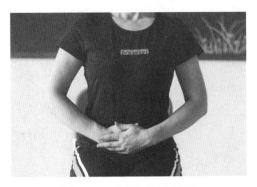

图 1-40　两掌叠于关元

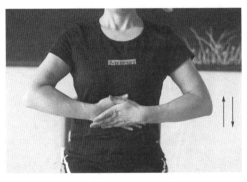

图 1-41　两掌从关元推摩至中脘

　　第五节:叉指握拳。八邪穴所在位置见图 1-42 所示。交叉握拳刺激八邪穴可疏导经络气血,双手握拳,指扣手背可刺激十宣,帮助患者恢复手指精细功能,增强记忆力和反应能力,防治脑梗死和老年痴呆。

　　方法:①吸气时两手交叉,手心向下,提肛收

慢性病运动康复

腹(见图 1-43);②呼气时掌根靠拢,指尖扣手背,刺激八邪穴,全身放松(见图 1-44)。

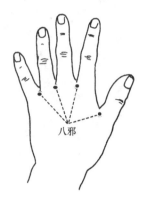

图 1-42 八邪

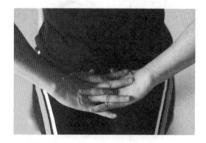

图 1-43 两手交叉下压

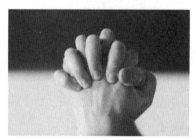

图 1-44 两手相握,指尖扣八邪穴

第六节：转踝摩足。疏通足三阴和足三阳经，促进经气流通和代谢产物的排泄，改善内分泌功能和脑血管供氧能力，防止脑动脉硬化和脑梗死的发生，缓解卒中后遗症。

方法：①患腿架在健腿上，患手固定在踝关节，健手握住脚趾做足部背屈、趾屈、环转运动（见图1-45）；②用拇指按压大踇趾底部脑反射区或用按摩器摩擦脚底（见图1-46、图1-47）。

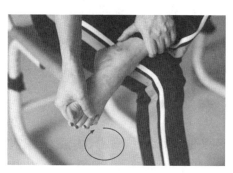

图1-45　踝关节运动

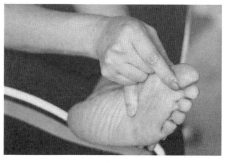

图1-46　按摩足底脑反射区

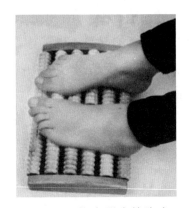

二维码4
脑卒中—
坐位运动

图1-47　按摩器摩擦脚底

3.站立运动

准备:站立位,两脚分开,与肩同宽,脚趾抓地站稳。

第一节:洗脸梳发。环绕洗脸,活动上肢关节,五指划头顶,刺激手三阴、手三阳井穴,疏通经络,促使机体气机畅通,改善脑部血液循环,增强脑血管弹性,能缓解中风,对言语不利、头目不清等症有一定的改善作用。

方法:①健手握患手提至头面部,做环绕洗脸(见图1-48);②健手托住患手肘尖,五指分开放于前额,从前发际缓慢梳至后发际(见图1-49、图1-50)。

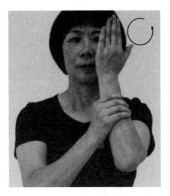

图 1-48　扶患手做环绕洗脸动作

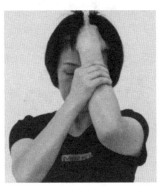

图 1-49　患手五指分开放于前额

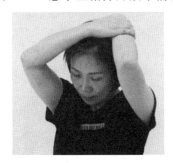

图 1-50　扶患手从前到后梳头

第二节:双手环绕。通过上肢关节运动,激发畅通手三阴、手三阳的经络之气,改善大脑功能。同时改善上肢关节的内收外展功能及手指运动的灵活性。纠正上肢屈肌痉挛模式。

方法:①两手交叉上抬至胸前,做内收外展(见图1-51);②带动前臂内旋、外旋,再由小至大环绕(见图1-52、图1-53)。

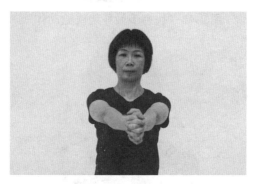

图1-51　两手交叉抬至胸前

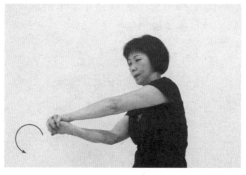

图1-52　带动前臂内旋

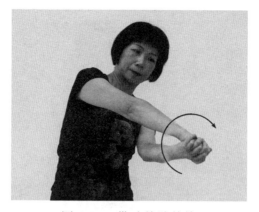

图 1-53　带动前臂外旋

第三节：展肢摆腰。刺激十二经脉和任督二脉，促使全身气血经脉畅通，既增强四肢的灵活性，又防治卒中后遗症，帮助患者康复。

方法：①两手相握向前平举，带动腰部向右、向左转动（见图 1-54、图 1-55）；②两手上举过头向后仰，两手向下，身体向前倾（见图 1-56、图 1-57）。

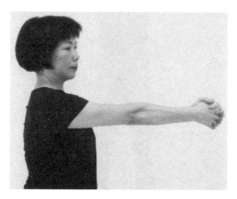

图 1-54　两手相握向前平举

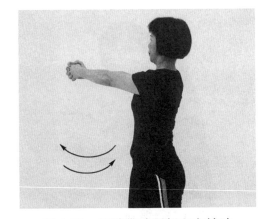

图 1-55　两臂带动腰部左右转动

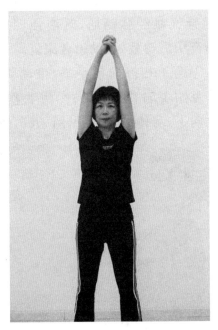

图 1-56　两臂上举后仰

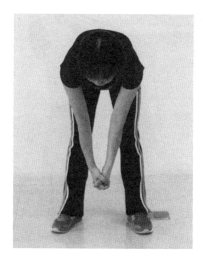

图 1-57　两臂向下弯腰

第四节：踢腿运动。活动关节，增强肌力和稳定性，促进运动的协调性。

方法：①健手扶墙，健脚抓地，患脚向前后、左右踢腿（见图 1-58）；②提胯屈膝，下肢做环绕运动（见图 1-59）。

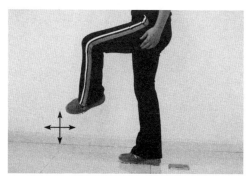

图 1-58　患脚前后、左右踢腿

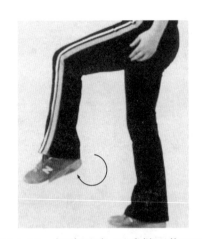

图 1-59　提胯屈膝,下肢做环绕运动

第五节:屈膝下蹲。屈曲下肢关节,活动腿部肌肉、韧带和神经,疏通下肢三阴三阳经,改善异常步态及足内翻。

方法:①两手向前握住栏杆,两脚分开与肩同宽(见图 1-60);②慢慢下蹲、起立,反复练习(见图 1-61)。

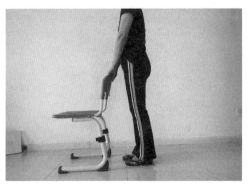

图 1-60　扶椅背站立

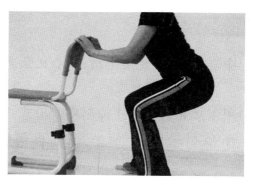

图 1-61　扶杆下蹲

第六节：抬腿踏步。原地踏步，活动全身，加快全身血液循环，改善脑部供血，改善中风后异常步态。

方法：①先抬高左腿，落地后再抬高右腿，如此原地踏步；②双上肢配合前后摆动（见图 1-62）。

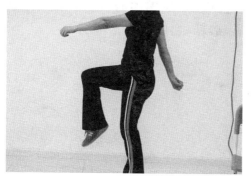

二维码 5
脑卒中——
站立运动

图 1-62　抬腿踏步

慢性病运动康复

▌▌▌(三)日常照护

(1)康复运动时,要集中精神,心无杂念,心情舒畅。

(2)用正常的运动方式抑制痉挛模式:上肢尽量伸展、下肢尽量屈曲,两手交握,患侧拇指应在上。

(3)康复运动应主动参与,循序渐进,并持之以恒。

(4)生活有规律,睡眠充足,劳逸结合,保持大便通畅。

(5)合理饮食,减少钠与脂肪的摄入,戒烟、限酒,忌暴饮暴食。

(6)积极治疗高血压、糖尿病、高脂血症、心血管病,控制血压、血糖、血脂在正常范围。

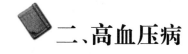

二、高血压病

（一）概述

高血压是以体循环动脉压增高为主要表现的临床综合征，分为原发性高血压与继发性高血压两种类型。原发性高血压多病因不明，占高血压发病人数的 90%～95%；继发性高血压是由其他系统疾病引起的并发症。该病以头痛、头晕等为主症，是最常见的慢性病，也是心脑血管病最主要的危险因素。

高血压病属中医"头痛""眩晕"等范畴，多为肝阳上亢、肾精不足所致。运动康复可降低高血压患者的血压水平，改善头胀头痛、眩晕失眠等症，减少脑卒中及心脏病事件的发生，改善患者的生存质量。

▍▍▍(二)运动康复操

1.穴位降压操

准备:端坐,目视前方,双臂自然下垂,双手掌放于大腿上,两脚分开与肩同宽,脚尖向前,全身肌肉放松,意念集中,做深呼吸数次。

第一节:点太阳穴。有醒脑提神、疏风解表功效,防治头痛目眩、牙疼面瘫等症。

方法:用双手食指或中指指腹同时轻轻点击太阳穴(见图2-1)。

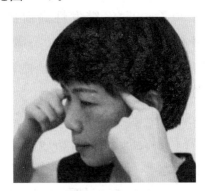

图 2-1　点按太阳

第二节:摩百会穴。有宁神醒脑、消除疲劳、改善思维、降血压的功效,防治头痛、眩晕、失眠等症。

方法:用掌心或两掌相叠紧贴着百会穴旋转按摩,两手交换(见图2-2、图2-3)。

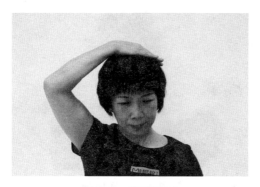

图 2-2　掌摩百会

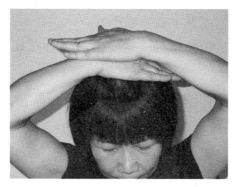

图 2-3　叠掌摩百会

第三节：揉风池穴。有提神醒脑、疏通经络的功效，防治头痛头胀、眩晕失眠、颈部不利等症。

方法：用两手拇指指腹按顺时针方向按揉双侧风池穴（见图 2-4）。

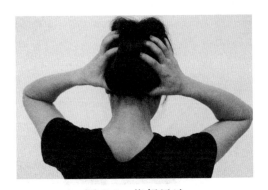

图 2-4　指揉风池

第四节:按曲池穴。有清热降压的功效,防治头痛头晕、肩臂上肢疼痛等症。

方法:拇指指腹按揉穴位并做环状旋转,两手交替(见图 2-5)。

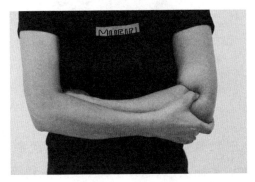

图 2-5　指按曲池

第五节:指压双穴。劳宫为手厥阴心包经的荥(火)穴,合谷属手阳明大肠经的原穴,两穴同摩能改善脑部血液循环,消除精神紧张,减轻头胀头痛、心悸健忘、失眠多梦等症。

方法:拇指与食指相对,食指按住掌心劳宫穴,拇指按在合谷穴,两指同时按压捻转,而后换手操作,以感局部酸胀麻木为宜(见图 2-6、图 2-7、图 2-8)。

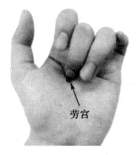

图 2-6　劳宫

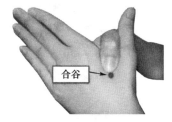

图 2-7　合谷

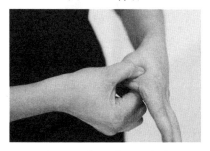

图 2-8　指压合谷、劳宫

第六节:按涌泉推太冲。涌泉为足少阴肾经井穴,太冲是足厥阴肝经的原穴,两穴同摩有助于滋阴潜阳,益肾平肝,调节自主神经系统,扩张血管,促进皮肤血液循环,加快毒素排出,降低血液黏稠度,从而降低血压。

方法:①左脚架在右腿上,左手握住脚踝,右手中指点按在左脚底涌泉穴上(见图 2-9、图 2-10);②食指放在足背太冲穴向下来回推按,而后换脚再做(见图 2-11、图 2-12)。

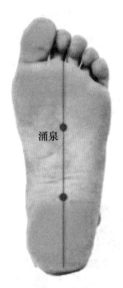

涌泉

图 2-9 涌泉

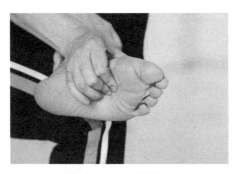

图 2-10 点按涌泉

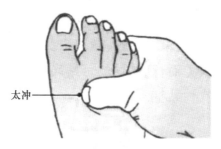

太冲

图 2-11 太冲

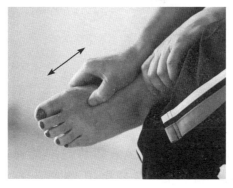

图 2-12 推按太冲

二维码 6
高血压—
穴位降压
操

2.血压稳定操

准备:站立位,目视前方,双臂自然下垂,两脚分开与肩同宽,脚尖向前,全身肌肉放松,意念集中,两臂前后摇摆甩手 32 次。

第一节:马步站桩。马步站桩可疏通十二经络,使肌肉收缩促进静脉血回流,加快全身血液循环,提高血管弹性与张力,降低血压。

方法:①脚趾抓地,屈膝下蹲呈马步,膝盖不超过脚尖,头正、平视;②两手向前平举略宽于肩,掌心相对,手指微屈,维持数秒(见图 2-13)。根据个体情况量力而行,体弱的可站高桩,体强的可站低桩或一次性站桩。

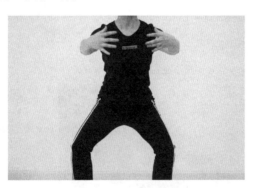

图 2-13　马步站桩

第二节:摩头擦颈。改善头部和颈项部血液循环,舒缓紧张情绪和头痛眩晕症状,降低血压。

方法:①搓热双掌,十指插入发际,由前额、太阳穴向后摩至枕后（见图 2-14）；②在颈部十指交叉，来回搓擦颈项（见图 2-15）。

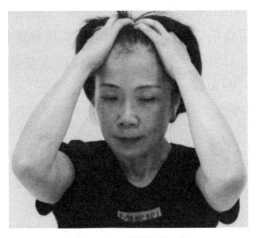

图 2-14　指摩头部

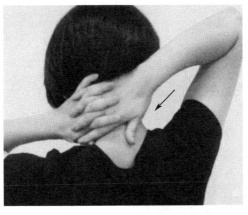

图 2-15　搓擦颈项

第三节：摩降压沟。作用：降压沟被称为"人体的脊椎",按摩此穴位可间接刺激到脊神经,调节脏腑功能,降低血压,消除疲劳。

方法:①双手食指和拇指夹住耳朵的上半部分,食指在前,拇指在后;②拇指顺耳背降压沟走势,由内上向外下按摩,以耳部微微发热为度(见图 2-16、图 2-17)。

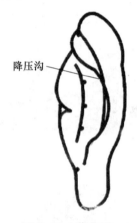

降压沟

图 2-16　降压沟

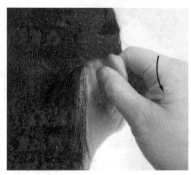

图 2-17　指摩降压沟

第四节:指揉桥弓。桥弓穴位于人体颈动脉窦的部位(见图2-18)。颈动脉窦起调节人体血压的作用,所以按摩这个穴位,可以使人的心率减慢、血管扩张,以致血压下降。注意:切不可两侧同时按摩,以免发生意外。

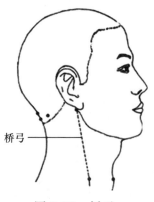

桥弓

图2-18　桥弓

方法:①用食指、中指、无名指三指指腹从耳后翳风到缺盆自上而下推揉桥弓穴(见图2-19);②先推左侧,再推右侧,两侧交替进行;③再分别用拇指与食指对左右两侧的桥弓穴进行拿捏(见图2-20)。

慢性病运动康复

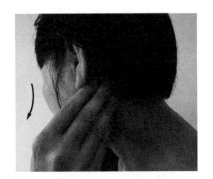

图 2-19 推揉桥弓

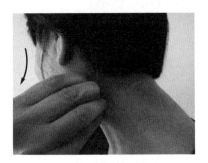

图 2-20 拿捏桥弓

第五节:双手划桨(摇橹)。划桨可改善全身,特别是四肢部位的血液循环,扩张血管,稳定情绪,降低血压。

方法:①自然站立,左脚向左前方跨出一步屈膝成弓步;②双手半握拳,似握双桨,像摇橹样运动,身体随之前倾、后仰(见图 2-21、图 2-22)。

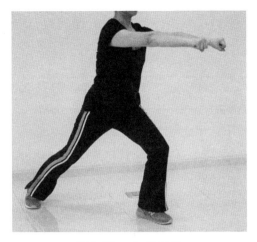

图 2-21 向前摇橹

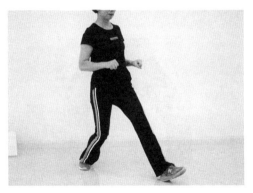

图 2-22 向后摇橹

第六节：引血下行。膝部有血海、内膝眼、外膝眼、梁丘等穴（见图 2-23）。按揉膝盖和足三里能培元固本，健脾和胃，引血下行，降压平肝，改善头痛头胀、眩晕耳鸣、心悸失眠、胃纳不振等症。

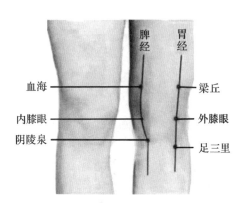

脾经　胃经

血海
内膝眼
阴陵泉

梁丘
外膝眼
足三里

图 2-23　膝部穴位

方法：①两腿下蹲成马步，两掌心搓热按揉膝部（见图 2-24）；②用双手拇指指腹按揉足三里（见图 2-25）。

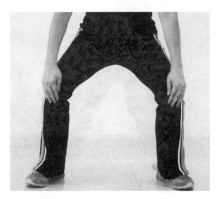

图 2-24　按揉膝部

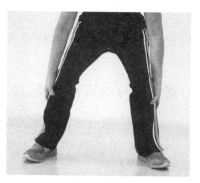

二维码 7
高血压—
血压稳定
操

图 2-25　指揉足三里

▌▌▌(三)日常照护 ▌

(1)定期检测:高血压病是常见病、多发病,指导患者定期检测血压,及时诊断和治疗,以保持血压稳定在理想水平。

(2)适度运动:高血压患者生活要有规律,劳逸结合。高血压病康复运动类型选择要以有氧运动为原则,老年患者避免力量性练习或憋气练习。

(3)减肥减重:临床实践证明,肥胖患者高血压发病率是同龄组体重正常者的 3 倍。反之,体重减轻,血压也相应下降,并可增加降压药的效应。

(4)合理膳食:采用低钠、低脂、低胆固醇、低糖饮食,多吃蔬菜、水果和富含纤维素食物,适当补充蛋白质,养成良好的饮食习惯,保持大小便

慢性病运动康复

通畅。

（5）戒烟限酒：充分认识戒烟限酒的重要性，并付诸行动。

（6）心情舒畅：避免过分的情绪激动，保持良好身心状态。

三、冠心病

（一）概述

冠状动脉粥样硬化性心脏病简称冠心病，是在冠状动脉粥样硬化导致管腔狭窄的基础上，冠状动脉供血不足，心肌急性、短暂性缺血、缺氧所引起的临床综合征。冠心病是心血管系统的常见病、多发病。近年来，冠心病的发病率呈逐年上升趋势，严重危害人类的身心健康，研究表明：高血压、高血脂、高血糖、肥胖、高凝状态、低体力活动等都是冠心病的危险因素。

中医将冠心病归属为胸痹、真心痛、厥心痛的范畴。其表现主要是胸部憋闷疼痛，甚则胸痛彻背，气短喘息，不得安卧。其主要病机是心气亏虚为本，血瘀、痰浊停滞为标，病位在心，与脾、肾、肝密切相关。冠心病的日常保健，运动康复十分重要，在减轻冠心病的致残程度和复发率方面能起到积极有效的作用。

▌▌(二)运动康复操

1. 穴位宁心操

准备:端坐,目视前方,双臂自然下垂,双手掌放于大腿上,两脚分开与肩同宽,脚尖向前,全身肌肉放松,意念集中,呼吸均匀,静坐几分钟。

第一节:按揉心穴。刺激耳甲腔有宽胸理气、宁心安神、调节血压的功效,可有效治疗冠心病引发的胸痛等症。

方法:①两手食指分别置于耳甲腔心穴,拇指放于耳后,其余三指屈于掌心;食指指腹轻轻环状按揉心穴,以稍有痛感为度(见图3-1、图3-2)。

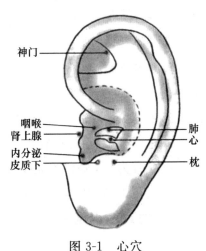

神门
咽喉
肾上腺
内分泌
皮质下
肺
心
枕

图3-1　心穴

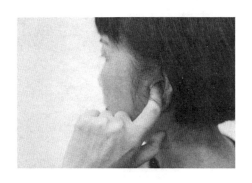

图 3-2　按揉心穴

第二节:指掐少冲。少冲为心经的井穴,是舒经活络、清热泻火的要穴,能缓解心绞痛。

方法:①一手掌心向下,屈肘向内收于胸前;②另一手大拇指指尖垂直掐按少冲穴,有轻微刺痛感为宜(见图 3-3、图 3-4)。

少冲

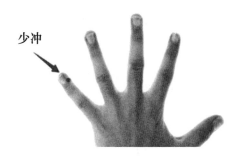

图 3-3　少冲

慢性病运动康复

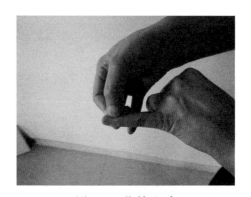

图 3-4　指掐少冲

第三节:掐捻双穴。内关为手厥阴心包经之合穴,灵道为手少阴心经的经穴,两穴同用能温通心脉、宁心安神、调整心律、化瘀止痛,缓解心悸、胸闷、胸痛诸症。

方法:①抬起手臂,一手拇指和食指同时点按在另一手的内关和灵道穴上(灵道穴在腕横纹上1.5寸,尺侧腕屈肌腱桡侧,见图 3-5);②用力掐捻穴位,两穴可同时进行也可分开点按(见图 3-6)。

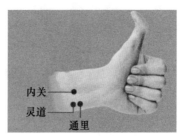

图 3-5　内关、灵道

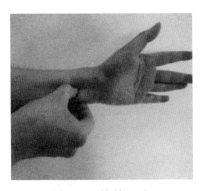

图 3-6　掐捻双穴

第四节:掌摩膻中。作用:宽胸理气,清心除烦。对胸痛胸闷、心悸气短、阵发性呼吸困难者均有不同程度的缓解。

方法:将右手掌掌根紧贴膻中穴,适当用力顺时针、逆时针摩揉以局部发热为佳(见图 3-7、图 3-8)。

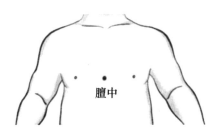

膻中

图 3-7　膻中

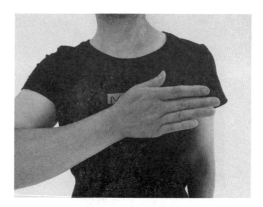

图 3-8　掌摩膻中

第五节:击打心俞。刺激心俞穴(第五胸椎棘突下旁开 1.5 寸,见图 3-9),能缓解胸闷、胸痛、气短、心悸等症状,改善心肌缺血。可往下叩至膈俞(第七胸椎棘突下旁开 1.5 寸),效果更好。

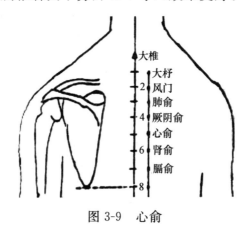

图 3-9　心俞

方法:用按摩棒或其他工具击打背部心俞穴(见图 3-10、图 3-11)。

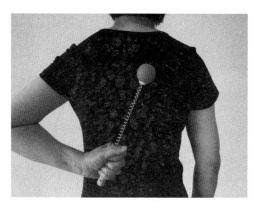

图 3-10　球击右侧心俞

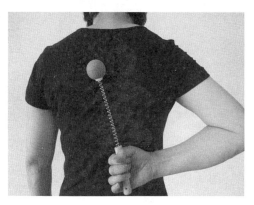

图 3-11　球击左侧心俞

第六节:按揉照海。照海穴有滋肾清热、通调三焦之功,能够补充体内精气,促进血液循环,有效缓解冠心病的各种症状。

方法:将一下肢放在对侧膝上,用拇指按于照海穴,指腹用力环状按揉穴位,两侧交替进行(见

图 3-12、图 3-13）。

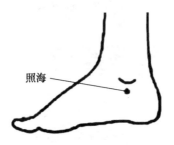

图 3-12　照海

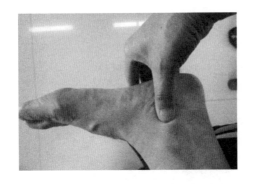

图 3-13　按揉照海

二维码 8
冠心病—
穴位宁心
操

2.冠心康复操

准备:站立位,目视前方,双臂自然下垂,两脚分开与肩同宽,脚尖向前,全身肌肉放松,意念集中,上下肢微微抖动 2 分钟。

第一节:握拳扩胸。点抠劳宫穴可以起到静心宁神、镇定醒脑的作用。治疗因情绪波动而导致的心律不齐、血压不稳、心动过速等症。

方法：①吸气时踮脚提肛，两手向前握拳，中指点抠劳宫穴，向两侧扩胸（见图 3-14、图 3-15、图 3-16）；②呼气时放下足跟，松腹松肛，两手还原。

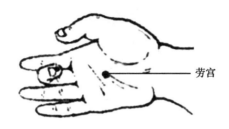

劳宫

图 3-14　劳宫

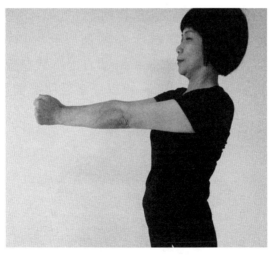

图 3-15　握拳提臂

慢性病运动康复

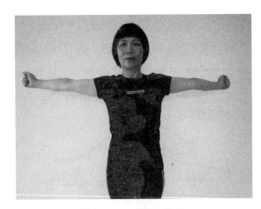

图 3-16　提肛扩胸

第二节:拍胸强心。刺激相关经络,通利经脉,能改善心肌供血、宽胸开郁,有缓解心绞痛、早搏,防治冠心病、高血压的作用。

方法:①右手掌放于左胸部心前区,行顺时针、逆时针按摩(见图 3-17);②右手掌从左腋前线至季肋部上下往返拍打,或以虚拳轻叩心前区(见图 3-18、图 3-19)。

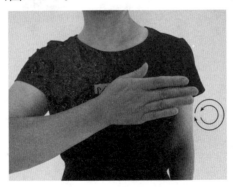

图 3-17　掌摩心前区

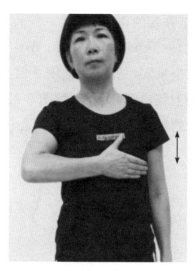

图 3-18　轻拍心前区

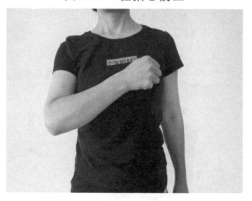

图 3-19　虚拳轻叩心前区

　　第三节:拿捏心包经。极泉为手少阴心经穴位,称腋窝下的救命穴。弹拨此穴可宽胸理气,养护心肺,能迅速缓解前胸部的胸闷气短、心悸、心痛等症状。按摩心包经有防治冠心病、心绞痛、心肌梗死,甚至猝死的作用。

　　方法:①一手掌心向上平举,另一手的拇指指腹按压对侧极泉穴(见图 3-20、图 3-21);②由上向下拿捏一侧上肢内侧心包经(见图 3-22、图 3-23);③按压另一侧极泉穴和拿捏另一侧心包经。

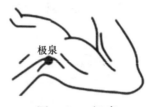

图 3-20　极泉

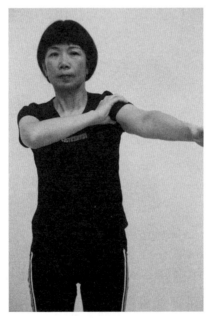

图 3-21　按压极泉

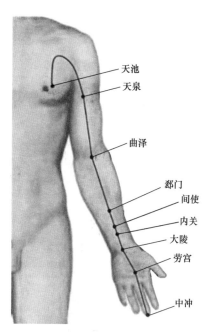

天池

天泉

曲泽

郄门

间使

内关

大陵

劳宫

中冲

图 3-22　手阙阴心包经

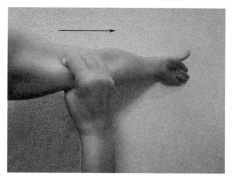

图 3-23　拿捏心包经

第四节:转动手腕。手腕处分布手三阴、手三阳经及许多穴位。转动腕关节刺激到六条经脉和相关穴位,可增强心肺功能,打通瘀堵,疏通经络,防治心脑血管疾病,缓解胸痛心悸、失眠多梦之症。

方法:左臂前平举,右臂侧平举,两手腕关节同时缓缓顺时针转腕(见图3-24),换右臂前平举,左臂侧平举,转腕(见图3-25)。

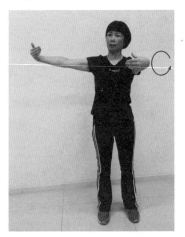

图 3-24 左臂前平举,右臂侧平举,转腕

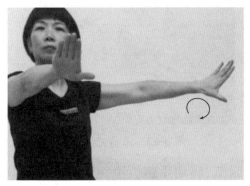

图 3-25 左臂侧平举,右臂前平举,转腕

第五节:转动脚踝。脚踝处分布足三阴、足三阳经及许多穴位。转动脚踝刺激了足上行走的六条经脉和穴位,有益于增强肝、脾、肾三脏及全身各个系统器官的功能,有疏通经络、强心补肾、疏肝健脾、宁心安神的功能,可防治冠心病、高血压等。

方法:①一手扶椅背,一脚支撑身体,另一只脚跐起脚尖或提起来,顺时针、逆时针旋转(见图3-26);②换脚做同样运动。

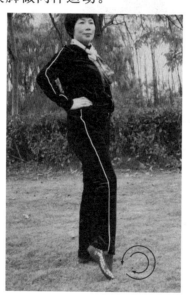

图 3-26　顺时针、逆时针转踝

第六节:屈膝弹跳。促进全身经络疏通,改善神经系统对心血管的调节能力,增强心脏收缩功能和工作效率,提高心肺功能,防治心脑血管疾病。

方法:两手前后摆动,两下肢原地跑步,要求脚尖尽可能向臀部方向踢(见图 3-27)。如此屈膝弹跳跑 100～200 下。

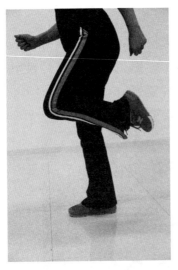

二维码 9
冠心病—
冠心康复
操

图 3-27　屈膝弹跳

(三)日常照护

(1)饮食调养。饮食三宜:①宜富含纤维素的食物,如粳米、小米、玉米及大豆制品等;②宜富含多种维生素的新鲜蔬菜水果,如芹菜、莴笋、西红柿、香菇、木耳、洋葱、大蒜、山楂、苹果等;③宜高蛋白低脂肪食物,如鸡肉、鱼肉、瘦猪肉、牛肉、鸡鸭等。饮食三不宜:①不宜高脂肪高胆固醇食物,如肥肉、动物内脏、蟹黄、鱿鱼及油炸食品等;②不宜含糖量高和热量高的食物,如巧克力、冰激凌、奶油、乳酪等;③不宜过咸或刺激性食物,如各种腌制品、辣椒、芥末、浓茶等。戒烟、限酒。

(2)适度有氧运动。如冠心康复操、穴位按摩操、太极拳、五禽戏、八段锦、易筋经等大肌群节律性运动,有助于促进血液循环,降低动脉粥样硬化的程度,提高心脏的应变能力,减少心源性猝死的发生机会,进而提高冠心病患者的生活质量。

(3)定期进行健康检查。定期体检,及时治疗高血压、糖尿病等疾病,控制其进展,预防心血管并发症。

(4)保持乐观情绪。保持稳定、乐观的情绪,加强修养,陶冶性情,乃是心脏病保健的良方。平时起居有规律,睡眠充足。

(5)控制体重。肥胖者要设法减肥,减少摄入的总热能;保持大小便通畅。

(6)温水浴疗。给左上肢做局部温水浴,水温从 37℃ 开始,逐渐调整到 42℃,使局部末梢血管和冠状动脉反射性扩张,改善冠脉循环。

四、糖尿病

(一) 概述

糖尿病是一组由遗传和环境因素相互作用所致,以高血糖、高血脂、高黏倾向为主要标志的全身慢性代谢性疾病。其基本病理为绝对或相对性胰岛素分泌不足引起的代谢紊乱。典型临床表现为多食、多饮、多尿、消瘦、疲乏无力等;2型糖尿病症状多不明显。久病可伴发眼、心、脑、肾等器官的慢性并发症,此为糖尿病致残致死的主要原因。糖尿病是常见病、多发病,目前已成为继心血管病和癌症之后的第三大非感染性疾病,严重威胁人类生命健康。

糖尿病属于中医消渴的范畴。消渴是以多饮、多食、多尿、身体消瘦为特征。本病的病因有内因和外因两方面:内因为身体阴虚;外因为恣食肥甘、情志失调、劳欲过度、感受热毒等,致火灼阴津、燥热内盛而发消渴。病机重点为阴虚燥热。运动康复可以有效降低血糖,是良好的辅助治疗措施。

1.糖尿病保健操

准备:坐位,注意力集中,肌肉放松,呼吸均匀,双眼微闭,顺、逆时针转动眼球各8次。

第一节:搓耳朵压屏尖。经常按摩双耳有健肾壮腰、延年益寿的作用。内分泌点和屏尖点的按压,可以降糖,改善糖尿病多饮、多食的症状,也有助于心血管功能的改善。

方法:①搓热全耳(见图4-1);②用食指指腹按压耳部的内分泌点(见图4-2、图4-3);③用食指指腹按压屏尖(见图4-4)。

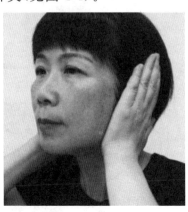

图4-1　搓热全耳

慢性病运动康复

67

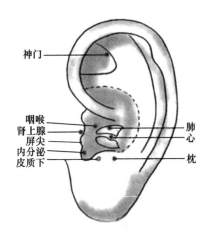

神门

咽喉
肾上腺
屏尖
内分泌
皮质下

肺
心
枕

图 4-2　耳穴内分泌点

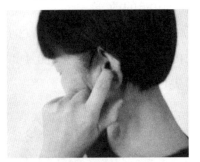

图 4-3　指按耳穴内分泌点

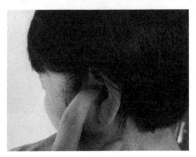

图 4-4　指按屏尖

第二节:摩上肢、按阳池。摩上肢可疏通经络,调和气血。阳池穴为治消渴口干的有效穴位,指按阳池穴能调节血液循环和内分泌功能,改善糖尿病症状。

方法:①手掌按在对侧肘关节,从肘关节向下做来回推擦(见图 4-5);②用拇指点按阳池穴(在腕背横纹中,指伸肌腱的尺侧缘凹陷处)(见图 4-6、图 4-7)。

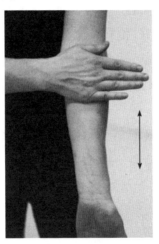

图 4-5　推擦前臂

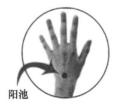

阳池

图 4-6　阳池

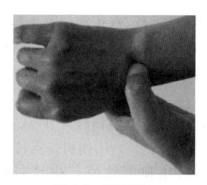

图 4-7　指按阳池

第三节：推任脉，点中脘。任脉属于奇经八脉，是阴脉之海，推任脉，点中脘主要有调节阴经气血、滋阴润燥、健脾和胃的作用，增强脾胃的运化功能和胰腺的调节功能，改善糖尿病"三多一少"等症。

方法：①双掌相叠紧贴腹部，自胸骨下至中极穴来回推擦（见图 4-8、图 4-9）；②以中指点按中脘（见图 4-10、图 4-11）。

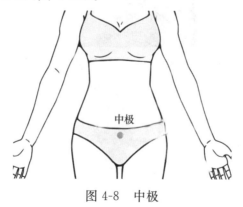

中极

图 4-8　中极

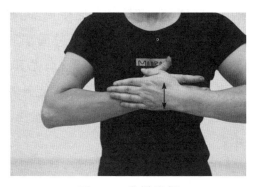

图 4-9　掌推腹部

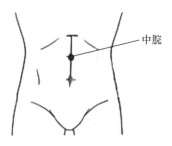

中脘

图 4-10　中脘

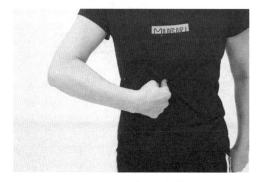

图 4-11　点按中脘

第四节:转腰部,叩肾俞。促使局部的气血运行,帮助腰背部肌肉的放松,并通过局部肌肉、骨骼、韧带的活动带动全身气血的运行,尤其通过腰部的运动将身体上下部的气机连通,能补肾滋阴、防治、改善糖尿病症状。肾俞在第二腰椎棘突旁开1.5寸处。

方法:①两手叉腰,由右向左,从左至右晃腰转胯(见图4-12);②双手握虚拳,用虎口叩击两侧肾俞及腰肌(见图4-13、图4-14)。

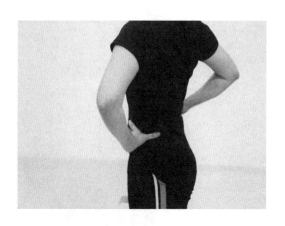

图4-12 晃腰转胯

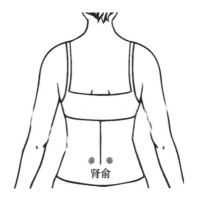

图 4-13　肾俞

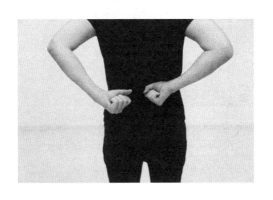

图 4-14　拳叩肾俞和腰肌

第五节:摩下肢,按三阴交。下肢内侧有三条阴经通过,三阴交又为足太阴脾经、足厥阴肝经、足少阴肾经三经交会穴。具有滋阴补肾、疏肝理气、健脾利湿、活血调经等功能,能有效改善糖尿病症状,预防糖尿病并发症的发生。

慢性病运动康复

73

　　方法:①两手掌放在膝关节内侧,向下至内踝来回摩擦(见图4-15);②拇指指腹用力点按并环状按揉三阴交(见图4-16、图4-17)。

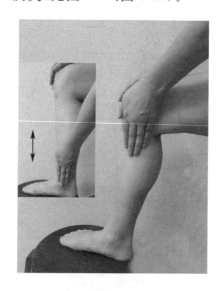

图4-15　掌擦小腿内侧

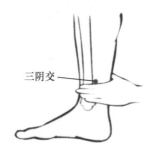

图4-16　三阴交

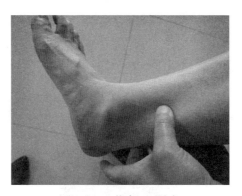

图 4-17　指揉三阴交

第六节：搓脚底，摩足胰处。改善胰岛素分泌功能，降低血糖水平，缓解症状，减轻糖尿病并发症，改善微循环，提高中枢神经系统的调节能力。

方法：①一脚置于另一条腿上，一手握住脚踝，另一手掌心干搓脚底（见图 4-18）；②用拇指按压足胰处（足部胰腺反射区），而后换脚做同样运动（见图 4-19、图 4-20）。

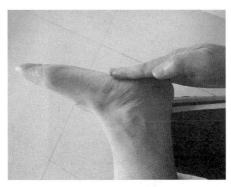

图 4-18　掌擦足底

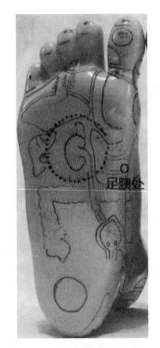

足胰处

图 4-19　足部胰腺反射区

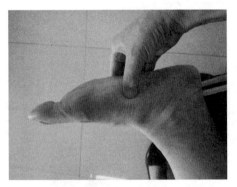

图 4-20　按压足胰处

二维码 10
糖尿病—
糖尿病保
健操

2.血糖控制操

准备：站立，两脚分开与肩等宽，全身放松。自然地踢腿数次热身。

第一节：搅舌咽津。能够引肾元之水上升，即宣导肾津而止渴。可以缓解糖尿病患者的口渴、多饮的症状。还可以灌溉五脏六腑，滋阴降火，健脾养胃，增强抗病能力，延缓衰老。

方法：①舌在口内唇齿间从左到右搅动 8 次，再从右到左搅动 8 次（见图 4-21）；②鼓漱，即空漱口数次（见图 4-22）；③口内津液分 3 次徐徐咽下至丹田。

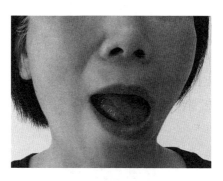

图 4-21　舌搅唇齿间

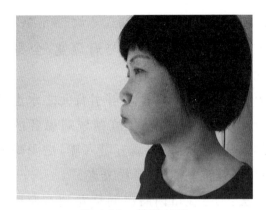

图 4-22　鼓漱口腔

第二节：横擦上腹。促进胰腺血液循环，调节胰腺内、外分泌功能。

方法：①左手横放于乳房下缘侧腰部，用掌根横向擦至对侧腰部（见图 4-23）；②然后改用五指指腹勾擦回原处（见图 4-24）；③用右手掌拍打左上腹胰腺体表投影区，同时用左手背拍打左后背胰腺体表投影区（见图 4-25）。

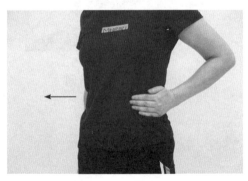

图 4-23　手掌横擦腰腹部

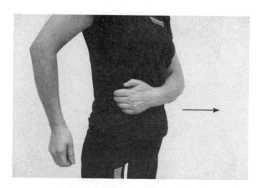

图 4-24　五指勾擦腰腹部

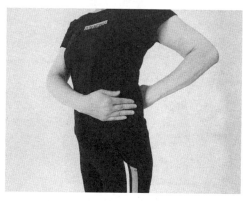

图 4-25　双手拍打左上腹

第三节:抱腹震颤。通过振腹按摩可以理气活血,升清降浊。改善胰腺血液循环和新陈代谢,不但可以有效地降血糖,还能降血压,治疗便秘。

方法:双手抱腹,掌根放在大横穴,拇指置于中脘上,中指放在关元上;然后快速上下颤抖腹部,每分钟不低于 100 次的频率(见图 4-26、图 4-27)。

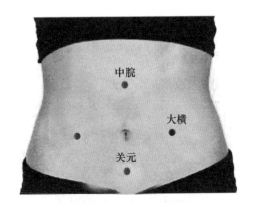

图 4-26　中脘、大横、关元

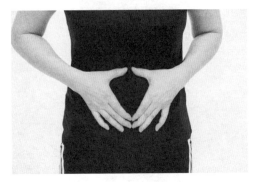

图 4-27　抱腹震颤

第四节:掌擦腰骶。虚掌或虚拳拍肾,可直接将能量通过劳宫穴导入两肾,强肾护腰,滋阴壮阳,同时改善肾区微循环,帮助防治糖尿病肾病。

方法:①身体微向前,双掌由腰部脾俞向下至八髎穴往返推擦至发热为度(见图 4-28、图 4-29);②用双手虚掌或虚拳叩击后背腰部(见图 4-30、图4-31)。

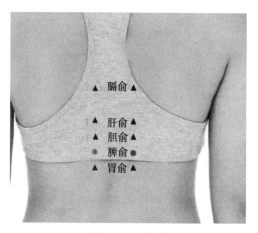

图 4-28 脾俞

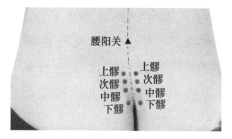

图 4-29 八髎穴

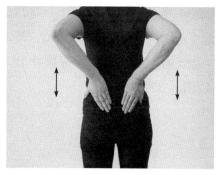

图 4-30 掌擦腰骶

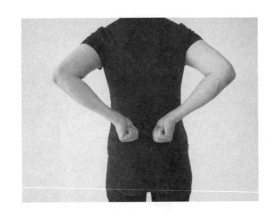

图 4-31　拳叩背腰部

第五节：叉指弯腰。两手上伸又下按，带动上肢躯干和腰膝下肢，使全身气血贯通任督二脉，强腰固肾，能够进一步改善糖尿病患者上肢麻凉及腰背酸痛等症状。急性眼底出血等禁忌此动作。

方法：①两手交叉，手心向上举过头，屈伸 4 次，弯腰下按 4 次（见图 4-32、图 4-33）；②转向左前方，上肢向上屈伸 4 次，弯腰下压左脚 4 次；③转向右前方，上肢向上屈伸 4 次，弯腰下压右脚 4 次（见图 4-34、图 4-35）。

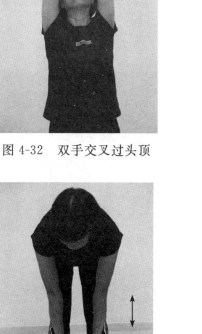

图 4-32 双手交叉过头顶

图 4-33 双手交叉下按

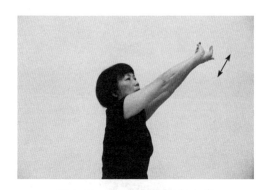

图 4-34 双手交叉侧方上举

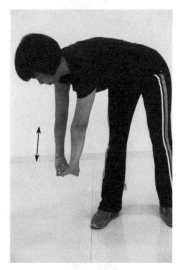

图 4-35 双手交叉侧方下按

第六节:踩跷双足。踩跷双足可以改善足部及下肢的血液循环,促进神经的营养代谢,预防糖尿病足等并发症,使涌泉穴和足跟得到刺激,同时也使全足得以保健,从而起到强肾补虚的作用。

方法:①两手叉腰,一足向前跺足跟 8 次,向后跷足尖 8 次(见图 4-36、图 4-37);②换脚重复跺足跟、跷足尖,另一条腿适当配合屈伸。

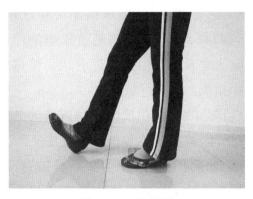

图 4-36　跺足跟

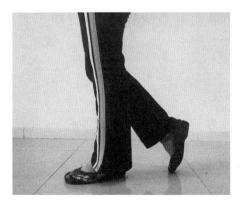

二维码 11
糖尿病—
血糖控制
操

图 4-37　跷足尖

▌▌▌（三）日常照护

（1）避免空腹运动：做血糖控制操时，应控制运动量，避免剧烈或过量运动，也不可空腹运动，防止低血糖，一般在早、中餐1小时后活动为宜。

（2）生活方式干预：糖尿病是终生性疾病，饮食、运动、药物、心理和监测是糖尿病治疗的五个方面。应从这五个方面指导患者认识糖尿病的预防和治疗知识。

（3）预防并发症：积极治疗糖尿病的各种并发症，防治肥胖，避免精神紧张及劳欲过度。

（4）运动照护：①运动前必须有热身活动，运动后有放松运动，预防心脑血管事件的发生或肌肉关节的损伤；②避免空腹运动，选择在餐后一小时运动较好；③运动时带一些糖果，以防出现低血糖。

五、帕金森病

（一）概述

帕金森病（Parkinson's disease，PD）又名震颤麻痹，是一种常见于中老年人的神经系统变性疾病，临床上以静止性震颤、运动迟缓、肌强直和姿势步态异常为主要特征。我国65岁以上人群帕金森病的患病率大约是1.7%。大部分帕金森病患者为散发病例，仅有不到10%的患者有家族史。帕金森病最主要的病理改变是中脑黑质多巴胺（dopamine，DA）能神经元的变性死亡，由此而引起纹状体多巴胺含量显著减少而致病。导致这一病理改变的确切病因目前仍不清楚，遗传因素、环境因素、老化、氧化应激等均可能参与帕金森病多巴胺能神经元的变性死亡过程。目前的治疗手段仅限于缓解症状，无法阻止疾病的进行性发展。疾病后期，患者常丧失日常生活能力。

中医研究发现，震颤麻痹属虚风内动，主要累及肾、肝，肝肾阴虚是本病最根本的病理基础，也

慢性病运动康复

是形成内风、痰、瘀、火的根源所在。治疗上以熄风止颤为基础，重在滋补肝肾，益气养血，调和阴阳，填精益髓。运用运动康复和穴位按摩，对于改善患者症状，延缓病情发展，提高生活质量十分重要。

▐▐▐▐▐ (二)运动康复操

1.穴位按摩操

通过头面部穴位的点按、拍击震动，使头面部气血畅通，提高面神经兴奋性和面肌应激能力，有助于神经功能康复，改善症状。腰背部、上下肢穴位的按摩则能补肝肾、调阴阳、泻肝火，缓解症状。

准备：端坐位，全身放松，将身体尽可能舒服地倚靠在椅背上。目视前方或微闭双眼，双臂自然下垂，全身肌肉放松，意念集中，打哈欠数次。

第一节：按太阳抹前额。

方法：①两手拇指按在太阳穴，其余四指分别放在前额正中(见图5-1)；②四指缓缓由前额抹至颞侧(见图5-2)；③或用双手大鱼际从前额正中线抹向太阳穴(见图5-3)。

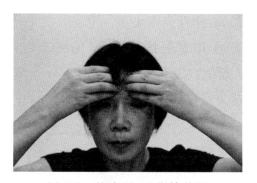

图 5-1 按太阳，四指抹前额

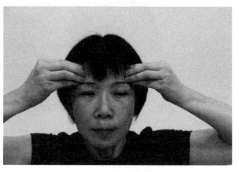

图 5-2 四指从前额抹向颞侧

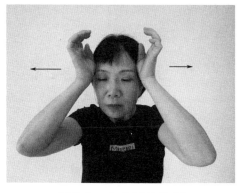

图 5-3 大鱼际抹前额

第二节:揉百会击头顶。

方法:①用掌根按揉百会(见图5-4);②用指端叩击头部,左右手交替(见图5-5);③两手掌交替拍打百会穴(见图5-6)。

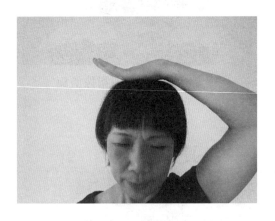

图5-4　掌揉百会

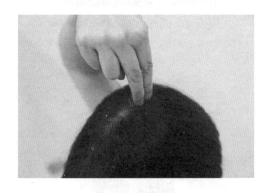

图5-5　指叩头顶

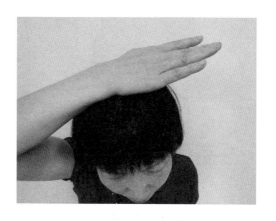

图 5-6　掌拍百会

第三节：点下关拍脸颊。

方法：①两手拇指指腹分别点按下关穴（见图 5-7、图 5-8）；②用虚掌轻轻拍打面颊（见图 5-9）。

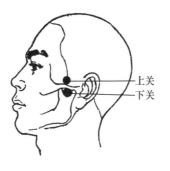

上关

下关

图 5-7　下关

慢性病运动康复

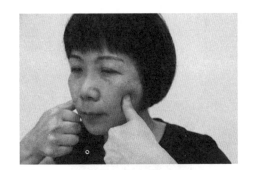

图 5-8　指按下关

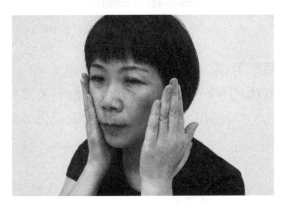

图 5-9　轻拍面部

第四节：按肝俞捶肾俞。

方法：①两手叉腰，拇指向后环状按揉肝俞穴（第九胸椎棘突下旁开 1.5 寸，见图 5-10、图 5-11）；②用虚拳或按摩棒叩击肝俞穴；③用虚拳或按摩棒叩击肾俞穴（第二腰椎棘突下旁开 1.5 寸，见图 5-12、图 5-13、图 5-14）。

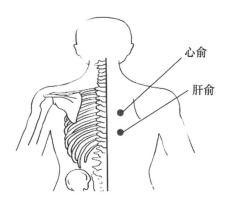

图 5-10　肝俞

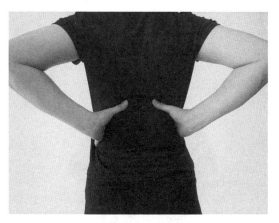

图 5-11　指按肝俞

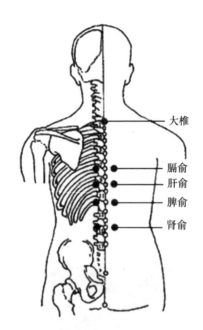

大椎

膈俞

肝俞

脾俞

肾俞

图 5-12　肾俞

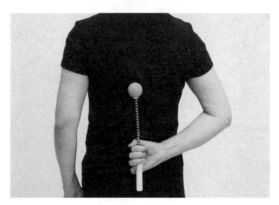

图 5-13　球击肝俞

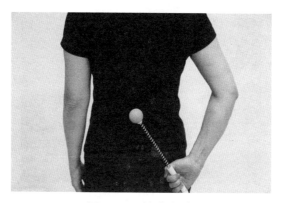

图 5-14 球击肾俞

第五节：拿捏外关、内关。

方法：①拇指按在内关，食、中二指按在外关穴上（见图 5-15、图 5-16）；②两指同时相对用力拿捏穴位。

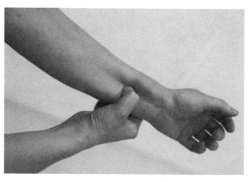

图 5-15 拇指按内关

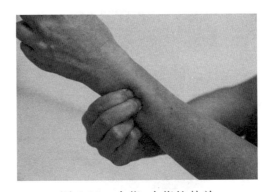

图 5-16　食指、中指按外关

第六节:拿太溪推太冲。

方法:①一脚架在另一条腿上,一手拇指拿太溪穴(见图 5-17);②拇指推太冲穴(见图 5-18);③换脚做同样运动。

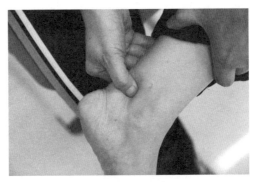

图 5-17　拿太溪

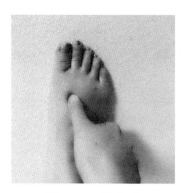

二维码 12
帕金森病
—穴位按
摩操

图 5-18　推太冲

2.面部运动操

帕金森病患者的特殊面容是"面具脸",由于面部肌肉僵硬,导致面部表情呆板,因此要尽可能运动表情肌,改善症状。

准备:端坐位,放松全身,深呼吸数次。

第一节:抬额皱眉。

方法:①额头上扬,再放松(见图 5-19);②尽量皱眉,然后用力展眉、抬眉(见图 5-20)。

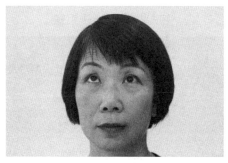

图 5-19　抬额

慢性病运动康复

97

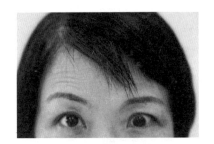

图 5-20　展眉、抬眉

第二节:运眉转眼。

方法:①微闭眼,两眼球沿顺、逆时针转圈(见图 5-21);②做睁眼、闭眼运动(见图 5-22)。

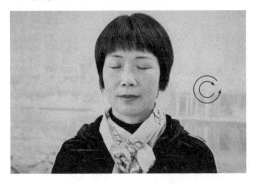

图 5-21　闭眼转眼球

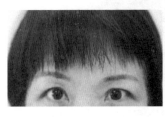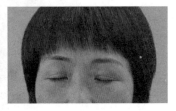

图 5-22　睁眼、闭眼

第三节:张合口唇。

方法:①用力张开嘴巴呈"O"形,发"啊""伊"等音(见图 5-23);②做张口、闭口运动(见图 5-24);③张嘴左右运动,再缓慢闭嘴。

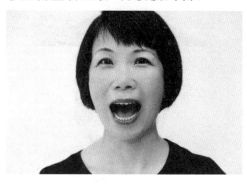

图 5-23　张口发音

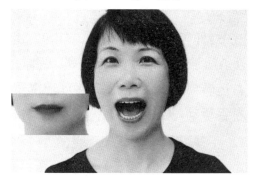

图 5-24　张嘴、闭嘴

第四节:鼓腮锻炼。

方法:①首先用力将腮鼓起(见图 5-25);②随之尽量将两腮吸入,如此反复进行(见图 5-26)。

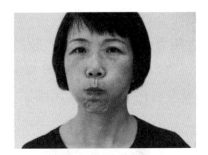

图 5-25　鼓腮

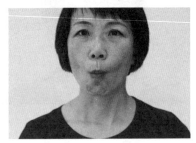

图 5-26　吸腮

第五节：伸舌运动。

方法：①将舌头伸到牙齿外边，做伸出收回、上下左右运转（见图 5-27、图 5-28）；②视情况做难度大的卷舌运动（见图 5-29）。

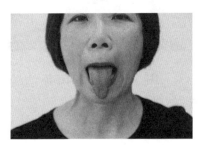

图 5-27　伸舌

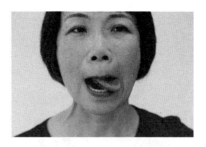

图 5-28　舌头左右运动

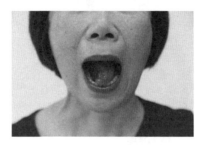

图 5-29　卷舌

第六节：对镜大笑

方法：对着镜子，让面部表现出微笑、大笑、露齿而笑，运动脸部所有表情肌（见图 5-30、图 5-31、图 5-32）。

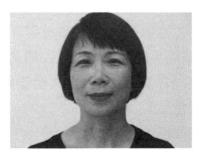

图 5-30　微笑

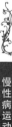

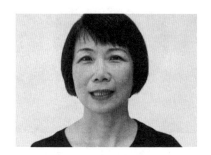

图 5-31　露齿笑

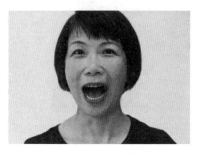

图 5-32　大笑

二维码 13
帕金森病
—面部运
动操

3. 颈部运动操

帕金森病患者的颈部往往呈前倾姿势,非常僵硬,且患者多为老年人,常伴有程度不同的颈椎病。如果不注意颈部的运动和康复,很容易加重姿势异常,表现为驼背日益加重。因此,在进行锻炼时一定要循序渐进,逐步加大动作幅度。运动时动作要缓慢轻柔。

具体见颈椎病运动康复操。

4.肩部运动

具体见肩周炎运动康复操。

5.上肢运动操

准备：站立位，两脚分开与肩同宽，目视前方，双臂自然下垂，全身肌肉放松，意念集中，做腹式呼吸数次。

第一节：举臂合掌。

方法：①两臂侧平举，向上至头顶合掌（见图5-33、图5-34）；②下来还原。

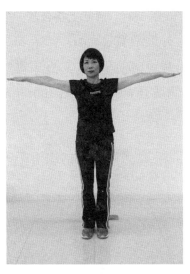

图 5-33　两臂侧伸

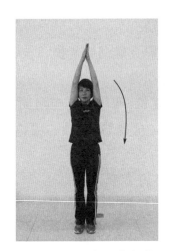

图 5-34　两臂上举合掌

第二节:外展双臂。

方法:①两臂向前平举,掌心相对(见图 5-35);
②两臂向两侧展开,再还原(见图 5-36)。

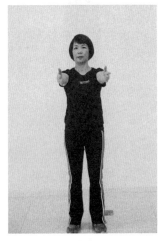

图 5-35　两臂向前平举

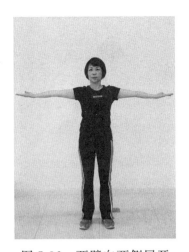

图 5-36　两臂向两侧展开

第三节:前后拍掌。

方法:①两臂前举击掌(见图 5-37);②两臂后伸拍掌(见图 5-38)。

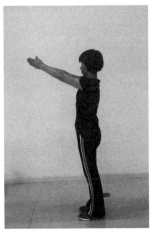

图 5-37　两臂前举击掌

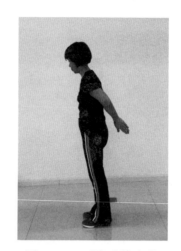

图 5-38　两臂后伸击掌

第四节:两手波浪。

方法:①两手十指交叉,提起至胸前(见图 5-39);
②似波浪状左右运动(见图 5-40、图 5-41)。

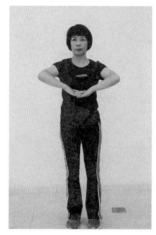

图 5-39　两手交叉,抬至胸前

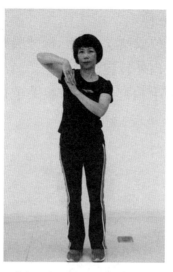

图 5-40　向右波浪运动

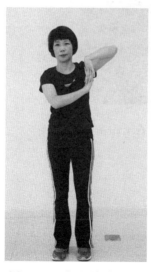

图 5-41　向左波浪运动

二维码 14
帕金森病
—上肢运
动操

6.手腕运动

准备:坐位或站立,放松,深呼吸数次。

第一节:内外转腕。

方法:两手抬起至胸前,腕关节内外转动(见图5-42、图5-43)。

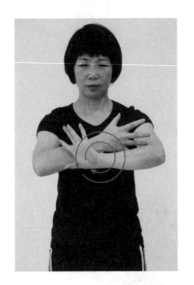

图5-42　右手转内,左手转外

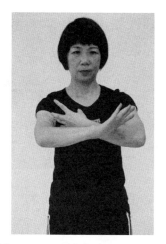

图 5-43　左手转内,右手转外

第二节:合掌旋腕。

方法:①两手屈曲,手掌向对,左右压腕(见图 5-44、图 5-45);②向内、向外旋转合掌(见图 5-46、图 5-47)。

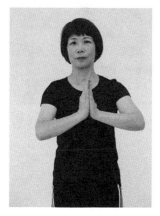

图 5-44　两手屈曲,胸前合掌

慢性病运动康复

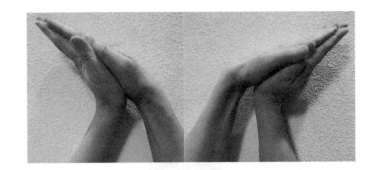

图 5-45　左右压掌

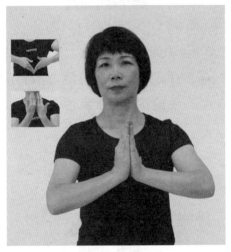

图 5-46　向内旋转合掌

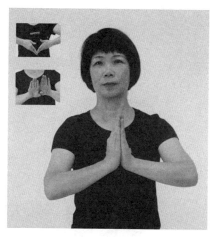

图 5-47　向外旋转合掌

第三节:屈肘转腕。

方法:①两手十指交叉,屈肘至胸前;②环绕交替转动腕关节(见图 5-48、图 5-49)。

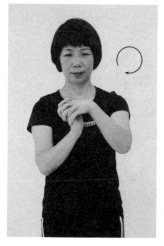

图 5-48　两手交叉,右转腕

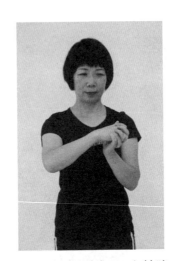

图 5-49　两手交叉,左转腕

第四节:甩手转腕。

方法:两手屈肘抬起甩手或抖手转腕(见图 5-50)。

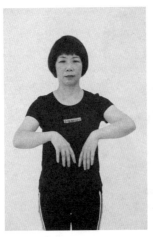

图 5-50　屈肘甩手

二维码 15
帕金森病
—腕部运
动操

7.手指运动

帕金森病患者的手部关节容易受肌肉僵直的影响,患者的手往往呈一种屈曲的奇特姿势,掌指关节屈曲,导致手掌展开困难。手指动作训练能帮助改善患者关节僵直、肌肉痉挛的症状。

具体方法见失智症运动康复。

8.步态训练

准备:站立位,身心放松,深呼吸数次。

第一节:抬腿踏步。

方法:①背部紧靠墙壁,做原地高抬腿的踏步动作;②踏步时脚要尽量抬高,双手配合摆动,也可手拍打对侧膝盖(见图 5-51、图 5-52)。

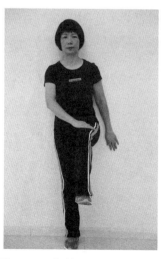

图 5-51　高抬左腿,右手拍腿

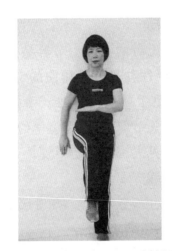

图 5-52　高抬右腿，左手拍腿

　　第二节:扶椅下蹲。

　　方法:手扶墙壁或椅子,练习蹲下,连续下蹲数次,尽量蹲得低些(见图 5-53、图 5-54)。

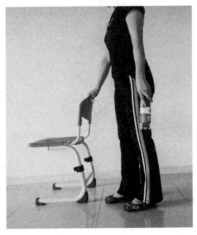

图 5-53　扶椅站立

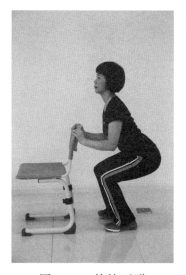

图 5-54　扶椅下蹲

第三节：弓步拉腿。

方法：①右下肢向前跨一大步，屈膝，左下肢后伸，足跟离地；②双手按压右下肢膝部（见图 5-55）。还原后换腿再运动（见图 5-56）。

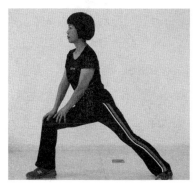

图 5-55　右弓步压腿

慢性病运动康复

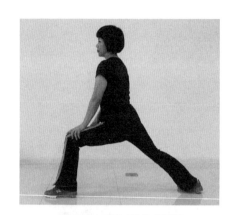

图 5-56　左弓步压腿

第四节:前后踢腿。

方法:①右手扶椅背或扶墙,左脚做前后、左右踢腿运动(见图 5-57、图 5-58);②换左手扶椅背或扶墙,右脚运动。

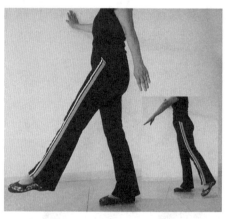

图 5-57　右手扶墙,左脚前后踢腿

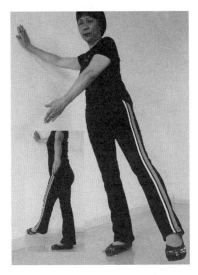

图 5-58　右手扶墙,左脚左右踢腿

第五节:跨步行走。

方法:①移动重心:双足分开 25～30 厘米,向左右、前后移动重心,并保持平衡;②走直线:双眼直视前方,身体直立,脚要抬高、跨步要大,上肢尽量摆动;③跨障碍物:前方摆放高 10～15 厘米障碍物,做跨越障碍物的行走锻炼(见图 5-59);④转圈走:绕着桌子转圈行走。

慢性病运动康复

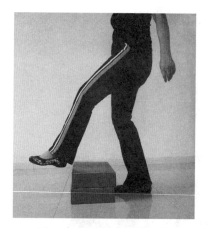

二维码16
帕金森病
—步态训
练操

图 5-59　跨障碍物行走

9.下肢运动

帕金森病患者都有步态障碍,轻者表现为拖步,走路抬不起脚,同时上肢不摆臂,没有协同动作,严重者呈慌张步态,容易跌倒。下肢运动和步态训练十分重要,能矫正躯干前倾姿势,改善慌张步态和上下肢协调功能。

准备:坐位,全身放松,深呼吸数次。

第一节:左右摆腿。

方法:两手扶膝不动,下肢向外展开、内收,如此重复(见图 5-60、图 5-61)。

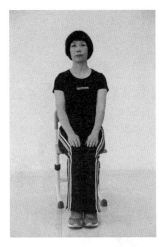

图 5-60　两手扶膝端坐

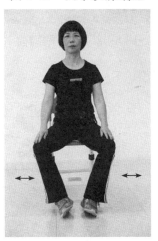

图 5-61　两膝外展、内收运动

第二节：提腿伸膝。

　　方法：一侧下肢屈膝抬起，双手交叉抱膝尽量靠近胸部，停留数秒后伸腿，再还原（见图5-62、图

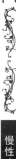

5-63);换另一侧运动。

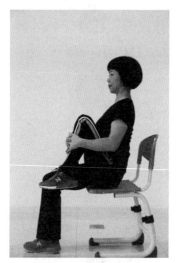

图 5-62　抱膝贴胸前

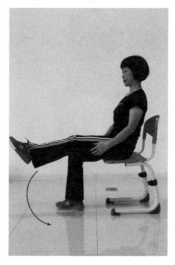

图 5-63　向前伸腿

第三节:勾腿点地。

方法:右脚踏地,左脚向后勾腿,足尖点地数秒后还原(见图 5-64、图 5-65);换另一侧运动。

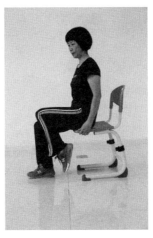

图 5-64　向后勾腿

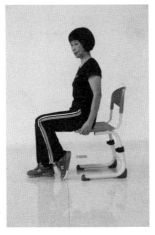

图 5-65　足尖点地

慢性病运动康复

第四节：屈膝压腿。

方法：右脚架左腿上，左手握住脚尖，右手放膝盖上下压（见图 5-66、图 5-67）；换另一侧运动。

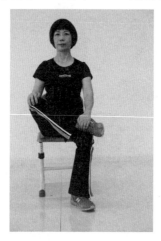

图 5-66　架腿压右膝

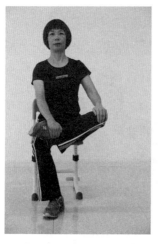

图 5-67　架腿压左膝

二维码 17
帕金森病
——下肢运
动操

10.上下肢交互运动

平衡协调运动锻炼能改善帕金森病患者姿势反射障碍、慌张步态等,避免遇到障碍物或患者突然停步时跌倒。

准备:坐位,身心放松,深呼吸数次。

第一节:手足交互运动。

方法:①左手前伸,右脚上抬(见图 5-68);②右手前伸,左脚上抬(见图 5-69)。

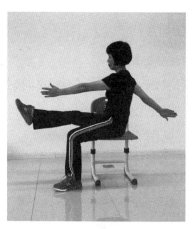

图 5-68　左手前伸抬右脚

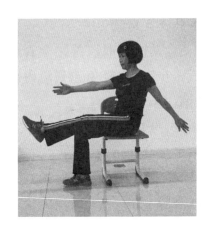

图 5-69 右手前伸抬左脚

第二节:伸腿击掌。

方法:①左侧下肢向外伸展的同时,双上肢在右侧上方击掌(见图 5-70);②右下肢外伸时,在左侧上方击掌(见图 5-71)。

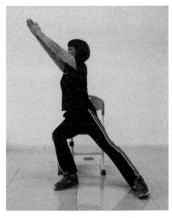

图 5-70 伸左腿右拍掌

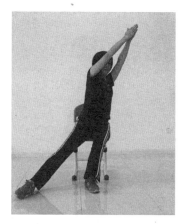

图 5-71　伸右腿左拍掌

第三节:上下肢反向运动。

方法:①双上肢向左边平伸,双下肢向右边伸出(见图 5-72);②双上肢向右侧平伸,双下肢向左侧伸出(见图 5-73)。

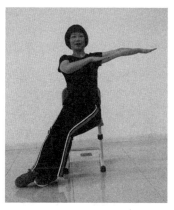

图 5-72　左伸手,右伸腿

慢性病运动康复

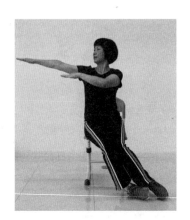

图 5-73　右伸手,左伸脚

第四节:转体叩肩捏鼻。

方法:多人并排而坐,侧方扭转身体用虚拳叩打邻居的肩膀,或用手捏相邻人的耳朵或鼻子(见图 5-74、图 5-75);换一侧运动(见图 5-76、图 5-77)。

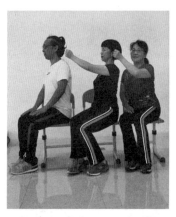

图 5-74　右转身虚拳叩肩

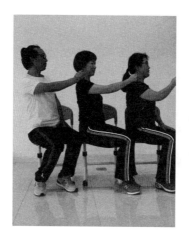

图 5-75　左转身虚拳叩肩

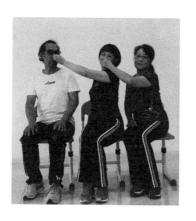

图 5-76　右转身捏鼻

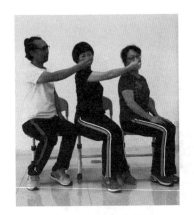

二维码18
帕金森病
——平衡协
调运动

图 5-77　左转身捏鼻

(三)日常照护

(1)环境安全:训练场地宽敞,平整防滑,有家属或护理员的陪伴和心理支持,避免跌倒,注意安全。

(2)衣着舒适宽松:选择容易穿脱的开襟衣服,拉链与纽扣可用尼龙粘贴代替。尽量穿不用系鞋带的鞋子,方便穿脱。

(3)渐进运动:鼓励患者积极主动参与训练,提高日常生活活动能力。训练强度适中,从被动到主动、局部到全身有序进行。训练中避免疲劳、疼痛及抗阻运动。抗阻运动易引起肌紧张,对康复不利。

(4)树立信心:保持积极乐观的心态,树立战胜疾病的信心。

（5）养成健康的生活方式：作息规律，保证睡眠的时间和质量；饮食规律、合理，可多吃些健脑的食物，如鱼虾、蛋黄、核桃和牛奶等。适量吃些蚕豆也有助于治疗帕金森病。

慢性病运动康复

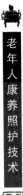

六、失智症

(一)概述

老年痴呆症俗称失智症,常见类型有血管性痴呆和阿尔茨海默病(Alzheimer's disease,AD)。AD是一种起病隐匿的进行性神经系统退行性疾病。临床上以记忆障碍、失语、失用、失认、视空间技能损害、执行功能障碍以及人格和行为改变等全面性痴呆表现为特征,病因迄今未明。65岁以前发病者,称早老性痴呆;65岁以后发病者称老年性痴呆。从目前研究来看,该病的可能诱因有30余种,如家族史、女性、头部外伤、低教育水平、甲状腺病、母亲育龄过高或过低、病毒感染等。目前尚无特效治疗或逆转疾病进展的药物。

中医学认为,"肾为先天之本""脑为髓海"。老年痴呆多由于年老体衰或久病脏腑虚衰,致精亏髓减,髓海不足,脑失所养。治疗当以益肾健脑、填髓增智为主,兼以健脾益气、活血化瘀。穴位按摩、健脑康复操及益智手指操能疏通经络、调养气血,促进血液循环,可以有效预防、控制老年痴呆。

1.穴位按摩操

准备:坐位,身心放松,深呼吸数次。

第一节:摩百会,击四神聪。百会穴位于人体头颅顶部,四神聪在百会穴的四周,百会乃百脉之会,又是阳经之会(见图6-1)。按摩穴位,刺激神经,促进血液循环,改善心脏功能,有效预防、控制老年痴呆。

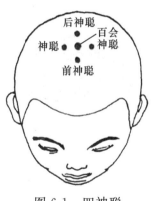

图6-1 四神聪

方法:①用掌根按摩百会穴,两手交替进行(见图6-2);②五指分开呈爪状,击打四神聪,两手交替进行(见图6-3)。

慢性病运动康复

131

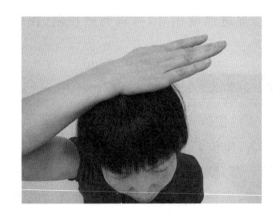

图 6-2　掌摩百会

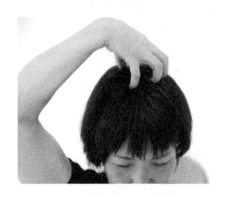

图 6-3　指击四神聪

　　第二节:揉风池击大椎。按揉风池,可以加速椎动脉的血流,促进脑神经细胞的供血,起到预防和治疗老年性痴呆的作用。大椎为手足三阳经交会之处,督脉循行于背部正中,上行入脑,具有益气通阳、醒脑开窍之功用。

方法:①两手拇指指腹在风池穴上按压并环形揉动(见图 6-4);②用虚掌或工具叩击大椎穴,两手交替(见图 6-5)。

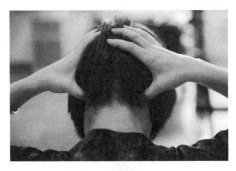

图 6-4　指揉风池

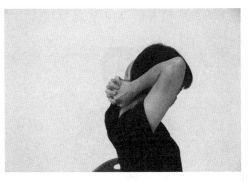

图 6-5　掌叩大椎

第三节:叩劳宫,击命门。按摩劳宫可开窍醒脑,益智安神,同时也可以强健心脏,促进血液循环。命门为生命之根,生化之源,隶属督脉,故可调节阴阳,强肾健脑,防治痴呆。

慢性病运动康复

　　方法：①双手互拍劳宫穴（见图 6-6）；②双手交替拳叩劳宫穴（见图 6-7）；③双手交替用拳眼叩击命门穴（见图 6-8、图 6-9）。

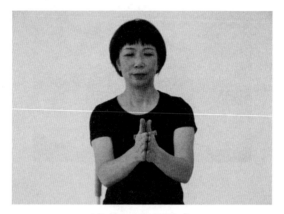

图 6-6　拍击劳宫

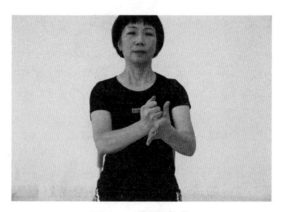

图 6-7　拳叩劳宫

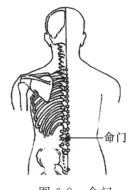

图 6-8　命门

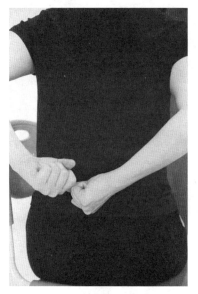

图 6-9　拳叩命门

第四节：按涌泉掐足部头反射区。调节脏腑功能，疏通经络气血，加速血液循环，预防老年痴呆、神经衰弱等症。

方法：①用拇指指腹或按摩棒按揉涌泉穴（见图 6-10、图 6-11）；②拇指置于足大趾头反射区呈钳状掐压或用按摩棒点按（见图 6-12、图 6-13、图 6-14）。

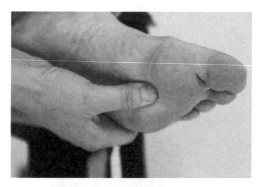

图 6-10　指揉涌泉

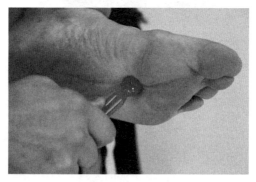

图 6-11　点按涌泉

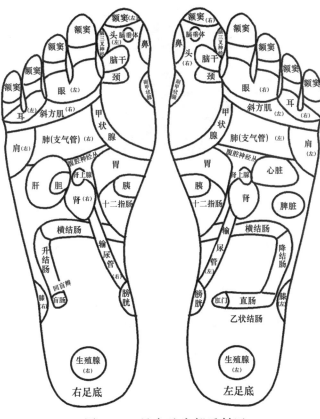

图 6-12　足大趾头部反射区

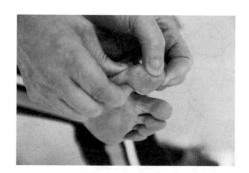

图 6-13　指掐足部头反射区

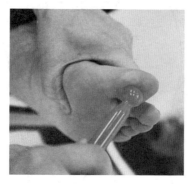

二维码 19
失智症—
穴位按摩
操

图 6-14　点按足部头反射区

2.健脑康复操

准备:站立位,平视前方,全身放松,深呼吸数次。

第一节:梳发捶枕。梳发捶枕有助于畅通督脉、膀胱经、胆经等相关经脉和穴位,有助于增强脑部血供,起到醒脑益智、预防和延缓大脑衰老的作用。

方法：①两手呈爪状，从前发际向后梳理，并用指腹轻按头皮（见图 6-15）；②虚拳叩击后脑（见图 6-16）。

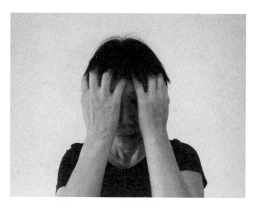

图 6-15　手指梳按头皮

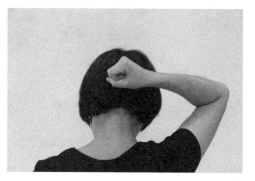

图 6-16　拳叩枕部

第二节：拍额按颞。轻轻拍击额部微震大脑，改善脑部微循环，提高大脑兴奋性，增强记忆力，预防和延缓痴呆。

方法：① 用手掌拍打前额，两手交替（见图 6-17）；②用掌根按住太阳穴，沿顺、逆时针环转（见图 6-18）。

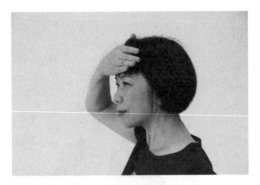

图 6-17　掌拍前额

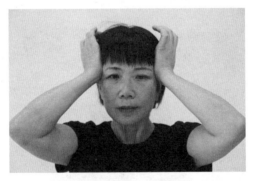

图 6-18　掌按太阳

第三节：自由泳操。训练机体反应性和脑、手的协调能力。腰部转动着力点在命门。命门位于腰部，属督脉，督脉上行于脑，能强肾健脑，有效地延缓衰老，预防痴呆。

方法：模仿自由泳姿势，两手交替向前做划水状，带动腰部旋转（见图 6-19、图 6-20）。

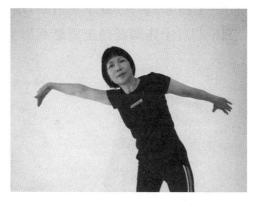

图 6-19　右臂前划水，左臂后伸

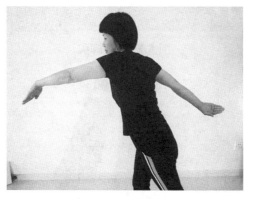

图 6-20　左臂前划水，右臂后伸

第四节：踮足踩跟。踮足踩跟有利于疏通足三阴经，刺激足部头反射区，使下肢血液回流畅通，促进心、脑血管健康，强肾健脑，预防痴呆。

方法：①手扶墙壁或椅背，双脚用力抬起脚跟，数秒后放松落下（见图 6-21）；②抬起足后跟，用脚尖走路（见图 6-22）；③踩下足后跟，用足后跟行走（见图 6-23）；④体弱者则坐姿踮起脚尖，放下踩足跟。

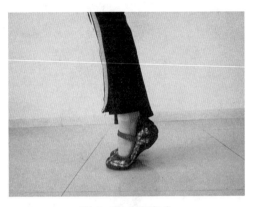

图 6-21　踮脚尖

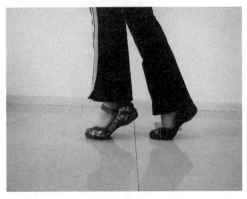

图 6-22　脚尖行走

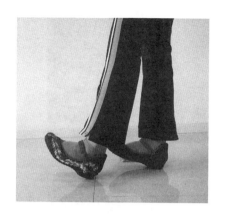

二维码 20
失智症—
健脑康复
操

图 6-23　足后跟行走

3.益智手指操

准备:坐、站均可,身心放松,深呼吸数次。

第一节:搓手摩掌。疏通手部经络,促进手指血液循环,增加手掌与手指的柔韧性和灵活度。

方法:①两掌心相对交叉搓热(见图 6-24);②手掌心按摩手背,两手交替进行(见图 6-25)。

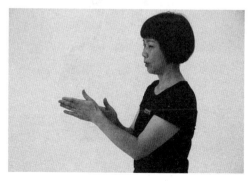

图 6-24　手掌对搓

慢性病运动康复

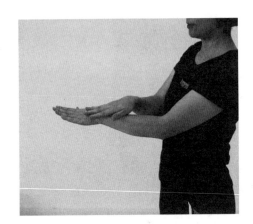

图 6-25　手掌搓手背

第二节：对指体操。促进手指血液循环，通经活络，周流气血，达到健脑益智的作用。

方法：双手拇指分别点击食指、中指、无名指、小指（见图 6-26）。

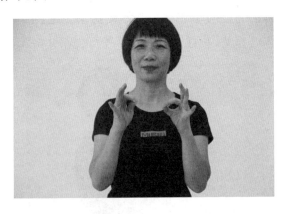

图 6-26　拇指点指

第三节：五指收展。十指为手三阴、手三阳经所过之处，指端为三阴三阳交接的地方，捏指弹指能充分刺激手上的穴位和经络，改善大脑的认知能力。

方法：①双手举至胸前，五指分开，从拇指至小指依次屈曲握拳（见图6-27）；②再从小指到拇指依次伸展伸出（见图6-28）。

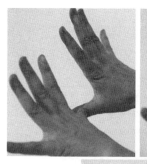
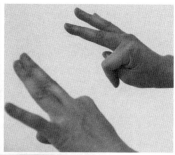
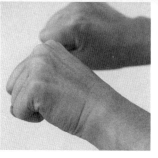

图6-27　收指

老年人康养照护技术

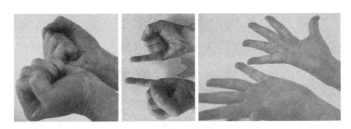

图 6-28　展指

第四节：十指对压。

方法：十指对指，挤压再放松，反复进行（见图 6-29、图 6-30）。

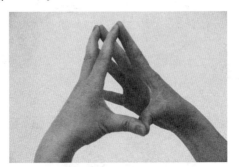

图 6-29　十指对指

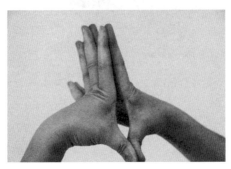

图 6-30　压指

第五节：捏指弹指。十指尖端是奇穴十宣，此穴能唤醒大脑，常用于急救。也可减缓脑退化，有效预防老年痴呆。

方法：①一手拇指、食指拿捏另一手的手指，由指端向指根方向拿捏（见图 6-31）；②食指、中指弯曲夹住另一手手指由指根向指端方向撸，五指依次进行（见图 6-32）。

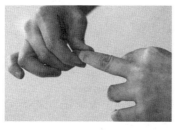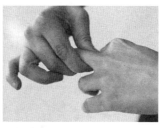

图 6-31　从指端到指根拿捏手指

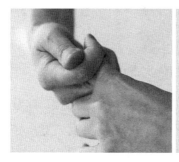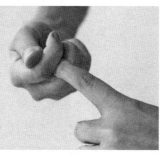

图 6-32　从指根到指端撸指

第六节：指击桌子。

方法：手腕放松，五指弯曲，模仿弹钢琴或打字的动作,指尖轻轻叩击桌子或膝盖(见图 6-33、图 6-34)。

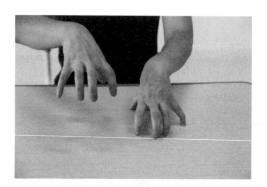

图 6-33　弯指击桌面

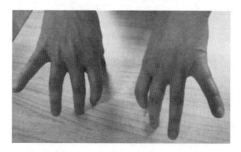

图 6-34　手指依次击桌面

　　第七节:叉手勾指。第 1~5 指间的缝纹端为八邪,左右共八穴(见图 6-35)。叉手刺激穴位,可疏导经络气血,改善手指和大脑功能。

　　方法:①两手虎口交叉互击,其余四指交叉互击(见图 6-36、图 6-37);②两手手心相对,四指对拉(见图 6-38)。

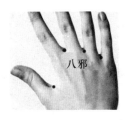

图 6-35　八邪

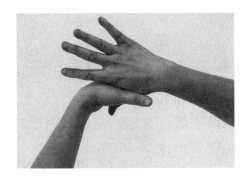

图 6-36　虎口互击

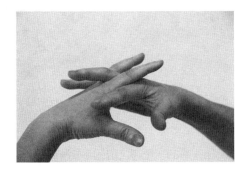

图 6-37　两手互击掌根

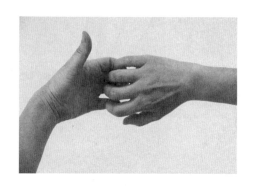

图 6-38 拉指

第八节：手指游戏。兴奋大脑皮层，振奋脏腑气血，缓解智力退化。

方法：两手做石头、剪刀、布及两手打枪、OK等游戏（见图 6-39、图 6-40、图 6-41）。

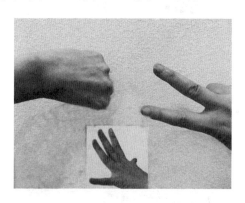

图 6-39 石头、剪刀、布游戏

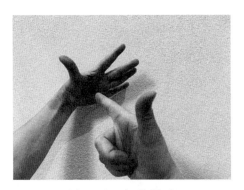

图 6-40　打枪游戏

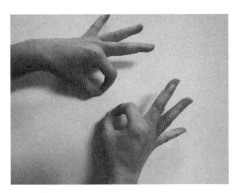

图 6-41　OK 游戏

　　第九节:握球转指。刺激掌心劳宫和手指其他穴位,促进眼、手、脑的协调能力,改善认知功能,预防老年痴呆。

　　方法:①双手掌握两个球状物(乒乓球、石球或大核桃等);②五指协调搓拨,球在掌中来回转动,旋转速度逐渐加快(见图 6-42、图 6-43)。

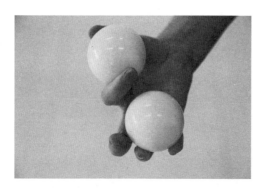

图 6-42　转石球

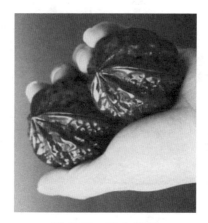

图 6-43　转大核桃

　　第十节:绷线游戏。增强手的灵活性及手、脑的协调能力,增强大脑对手指的控制能力。

　　方法:一人双手用绳子缠绕做出花样,另一人双手提绳解开并成另一花样(见图 6-44、图 6-45)。

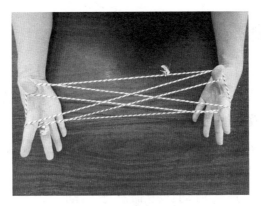

图 6-44　绷线游戏 1

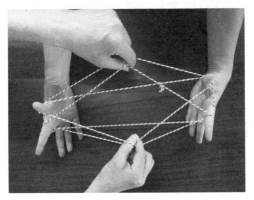

图 6-45　绷线游戏 2

二维码 21

失智症—

益智手指操

▓▓(三)日常照护 ▶

（1）作息规律：生活有规律，按时作息，劳逸结合。保证充足的睡眠，睡前不要喝浓茶或咖啡等有刺激性饮品，以温水洗脸、洗脚，平静入睡。

（2）情绪平稳：不观看刺激性的电视、电影，适当参加文娱活动，保持宁静心态。

（3）适当活动："生命在于运动"，但要量力而行，循序渐进，做些符合年龄和健康状况的体育锻炼，如运动康复操、散步等。

（4）均衡膳食：饮食品种多样化，保证优质蛋白质的供应，多食富含维生素、纤维素的食品，避免摄取过多的盐分及动物性脂肪。

（5）保证安全：有专人照护，避免走失、伤害事件发生，药品妥善保管，协助做好日常生活照护。

七、慢性阻塞性肺疾病

（一）概述

慢性阻塞性肺疾病（COPD）是指具有气流受限的、以不完全可逆为特征的慢性肺部疾病,气流受限一般呈进行性发展,并伴有害颗粒或气体所致气道和肺慢性炎症的增加。COPD与慢性支气管炎、肺气肿密切相关。临床表现为:①咳嗽:初期早晨较重,逐渐加重;②咳痰:黏液性痰,合并感染时有脓性痰;(3)气短:逐渐加重,活动后明显;④喘息:部分患者伴气喘。COPD后期发生低氧血症和二氧化碳潴留,并可发生肺源性心脏病,严重影响患者的日常生活和心理健康,导致活动能力下降,生活质量降低。

此病中医属"咳嗽""喘证""肺胀""痰饮"范畴。多因先天禀赋不足或久病咳喘,迁延失治,致肺、脾、肾三脏气虚,痰浊内生,瘀血阻络,气机壅塞,肺气上逆而致咳喘反复发作。通过积极的运动康复训练配合呼吸操,可以固护正气,改善肺功能,祛除伏邪,延缓疾病进展,提高运动耐力和生存质量。

▌(二)运动康复操

1.呼吸益肺操

准备:坐位或站立位,身心放松,展臂扩胸式深呼吸数次。

第一节:腹式呼吸。腹式呼吸旨在增强腹部运动,增加膈肌的运动幅度。缩唇呼气可以减少余气量,改善通气功能。

方法:①右手置胸部,左手置腹部,用鼻吸气,吸气时腹部突出(见图 7-1);②用口呼气,呼气时缩口唇,将气流缓慢呼出,腹部回缩,呼吸要深长而缓慢(见图 7-2)。

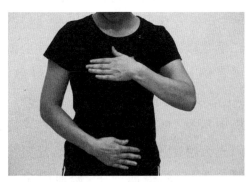

图 7-1　吸气鼓腹

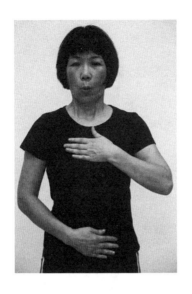

图 7-2　呼气凹腹

第二节：缩唇呼吸。采用缩唇徐徐呼气，使呼气延长，避免呼气时小气道过早关闭，增加呼出气量，减少余气量，增加肺通气量，改善肺功能。

方法：①闭口，用鼻吸气（见图 7-3）；②缩起嘴唇，缓慢地呼气，呼气比吸气时间长 2～3 倍，也可以通过吹蜡烛来训练缩唇呼气，缓慢吹气使蜡烛火焰倾斜而不灭（见图 7-4、图 7-5）。

慢性病运动康复

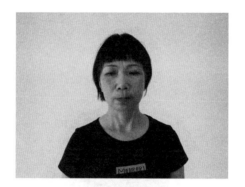

图 7-3　用鼻吸气

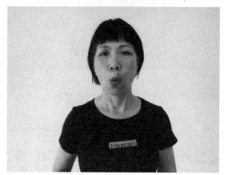

图 7-4　缩唇呼气

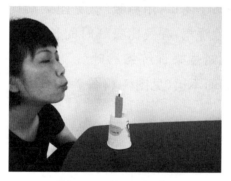

图 7-5　缩唇吹蜡烛

第三节:挤胸呼吸(下肋式呼吸)。两手加压于胸肋部,协助胸廓运动,有助于更好地吐故纳新,改善呼吸功能。

方法:①双手放于身体两侧季肋区,并轻轻施加压力;②用鼻吸气,感觉将加压的手掌慢慢抬起(见图7-6);③缩唇呼气,手压肋骨帮助胸廓收缩(见图7-7)。

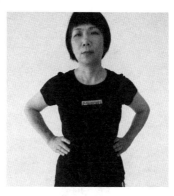

图 7-6　吸气抬起轻按季肋区的双手

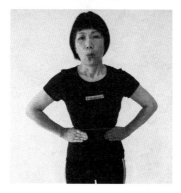

图 7-7　呼气缩胸,两手施压助呼气

第四节:压腹呼吸。增加肺通气量,改善呼吸功能,同时使腹腔、盆腔血液循环也得到改善,有助于炎症消退。

方法:①双手叉腰腹部,拇指向后,呼气时上半身前俯,使头部低于两膝(见图7-8);②吸气时身体缓缓抬起,还原(见图7-9)。

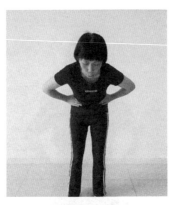

图 7-8　呼气时弯腰压腹

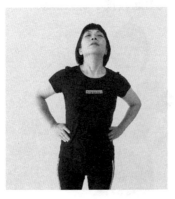

图 7-9　吸气时站立还原

二维码 22
COPD—
呼吸益肺
操

2.穴位平喘操

准备:坐位或站位,身心放松,深呼吸数次。

第一节:拍打肺经。手太阴肺经体内属肺络大肠,体表有十一个穴位。肺主气司呼吸,是气之主,拍打肺经疏通经络有助于改善肺主气功能,提高人体防御外邪的能力。

方法:①左手向外伸展,掌心向上(见图7-10);②右手虚掌,从肩胛部沿上肢内侧前缘自上而下拍打(见图7-11)。左右手交替拍打。

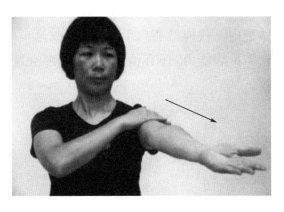

图7-10 一手外展,掌心向上

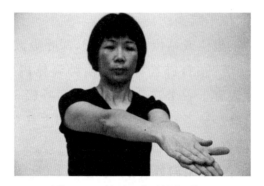

图 7-11　自上而下拍打肺经

第二节:摩喉揉膻中。增强颈部、咽喉部血液循环。天突是平喘要穴(见图 7-12),膻中是气会,摩喉揉膻中不仅能改善气管、支气管的通气功能,提高机体抗病能力,还有清利咽喉、止咳化痰平喘的功效。

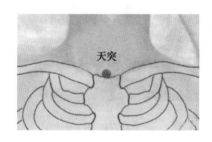

天突

图 7-12　天突

方法:①上身挺直,颈部伸直;②手放于颈部,虎口对住咽喉部,经天突向胸骨下按摩至膻中(见图 7-13);③掌根按揉膻中数次返回至咽喉部(见图 7-14)。双手交替按摩。

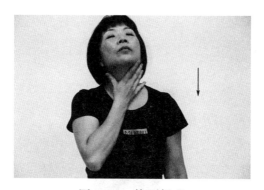

图 7-13　伸颈揉喉

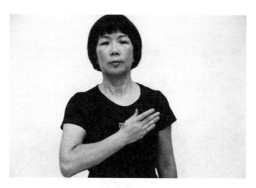

图 7-14　掌揉膻中

第三节：拍胸点中府。拍打震颤胸胁有利于排出黏稠的痰液和残余废气。中府是肺经的起始穴，刺激该穴可以使呼吸通利，清气运行通畅，起到止咳平喘的作用。

方法：①双手虚掌拍打震颤两侧胁肋部（见图7-15）；②拇指点按或四指合并弯曲叩击中府穴，或者拳叩中府穴（见图7-16）。

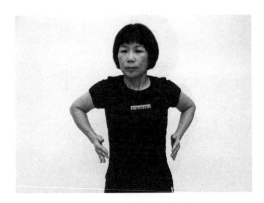

图 7-15　掌拍胁肋部

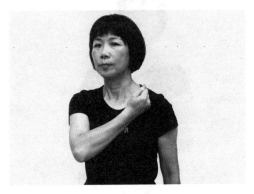

图 7-16　拳叩中府

第四节:捶肺俞拍肩井。拍肩井能促进支气管排痰,改善呼吸功能。捶背可以畅胸中之气,通脊背经脉,有健肺养肺之功效。

方法:①用按摩棒或其他工具捶打双侧肺俞穴(见图 7-17);②一手叉腰,另一手拍打对侧肩井(见图 7-18)。两侧交替。

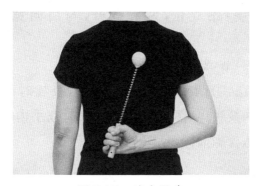

图 7-17　球击肺俞

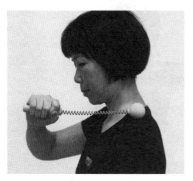

图 7-18　球击肩井

二维码 23

COPD—

穴位平喘

操

3.运动康复操

伸展肢体,扩胸利肺;弯腰转体,协助呼气,排出体内浊气,增强膈肌功能,改善呼吸。同时身体运动锻炼,增强呼吸肌的肌力和耐力,增加 COPD 患者的活动耐力,减轻呼吸困难症状,改善肺的通气功能,改善精神状态,同时增强呼吸道免疫力,减少感染。

准备：站立位，两脚分开，与肩同宽，身心放松。

第一节：双臂开合。

方法：①两手握拳屈肘上举，吸气时两臂外展，挺胸鼓腹（见图7-19）；②呼气时双手内收至胸前，身体含胸前倾（见图7-20）。

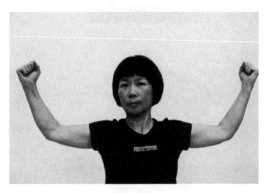

图7-19　吸气时展臂扩胸

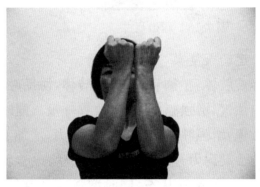

图7-20　呼气时收臂含胸

第二节:举臂弯腰。

方法:①吸气时两臂平举至胸前(见图7-21);②呼气时,双手向下,身体弯腰前倾,而后还原(见图7-22)。

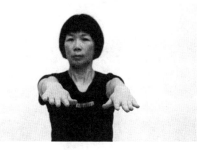

图7-21　吸气时两臂上抬

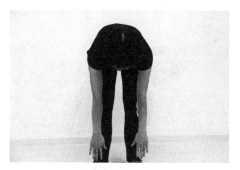

图7-22　呼气时弯腰压腹

第三节:左右侧弯。

方法:①两手叉腰,拇指在后,右侧弯时右臂伸向下方,左肩上抬(见图7-23);②左侧弯时左臂伸向下方,右肩上抬。侧弯时呼气,直腰时吸气(见图7-24、图7-25)。

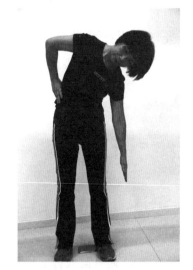

图 7-23　呼气时左侧弯腰

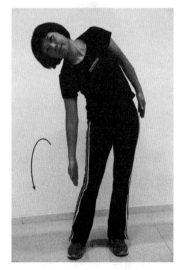

图 7-24　呼气时右侧弯腰

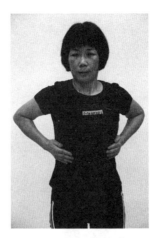

图 7-25　吸气时直腰

第四节:抱头转体。

方法:①两手交叉放在后枕部,呼气时向左转,吸气时还原(见图 7-26、图 7-27);②呼气时向右转,吸气时还原(见图 7-28)。

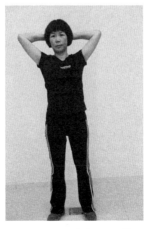

图 7-26　两手交叉置枕后

慢性病运动康复

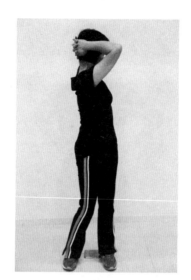

图 7-27 呼气时左转腰

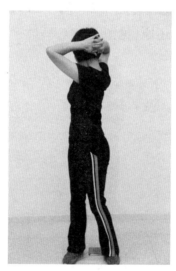

图 7-28 呼气时右转腰

第五节:躬身抱膝。

方法:①吸气时两臂半屈前伸、抬起与肩平（见图 7-29）;②呼气时两手抱左膝部靠近胸部（见图 7-30）;③还原后再以同法抱右膝（见图 7-31）。

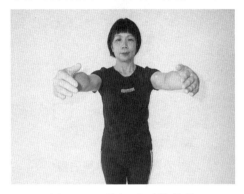

图 7-29　吸气时两臂前伸

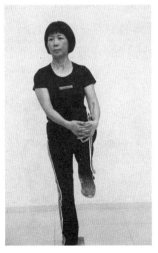

图 7-30　呼气时抱左膝

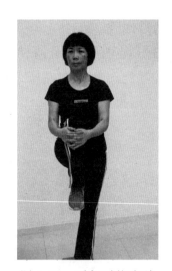

图 7-31　呼气时抱右膝

第六节:下蹲折体。

方法:①站立时深吸气,两臂半屈前伸,抬起与肩平(见图 7-32);②呼气时下蹲弯腰,两手环抱大腿,胸部贴近腿部(见图 7-33、图 7-34)。

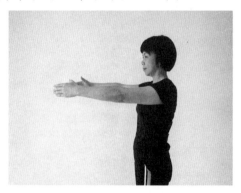

图 7-32　深吸气时两臂前伸

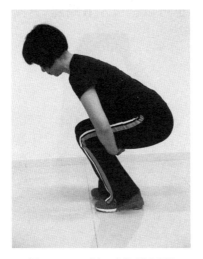

图 7-33　呼气时抱腿压腹

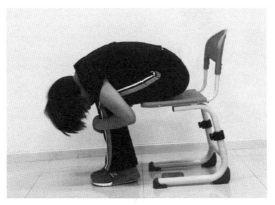

图 7-34　呼气时抱膝压腹

第七节：上下抬腿。

方法：①两手叉腰，挺胸吸气，呼气时右下肢尽量抬高（见图 7-35、图 7-36）；②吸气还原，呼气

慢性病运动康复

抬左下肢。也可以坐位左右踢腿(见图 7-37)。

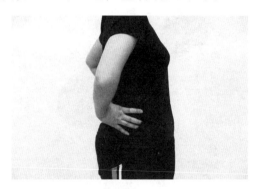

图 7-35　吸气时挺胸

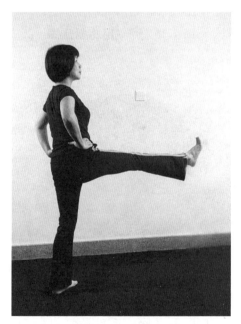

图 7-36　站位呼气抬腿

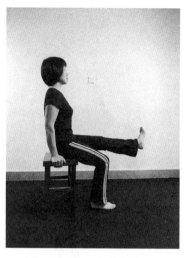

图 7-37　坐位呼气抬腿

第八节:展体弯腰。

方法:①吸气时挺胸直腰,两手侧平举(见图 7-38);②呼气时弯腰转体,右手指向左足,左手伸向后上方(见图 7-39);③换另一侧展体(见图 7-40)。

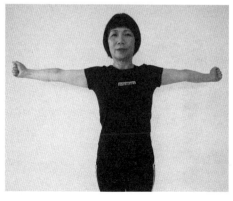

图 7-38　吸气时扩胸

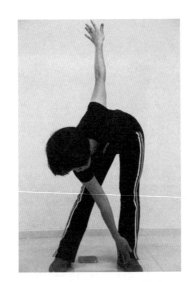

图 7-39　呼气时左展体弯腰

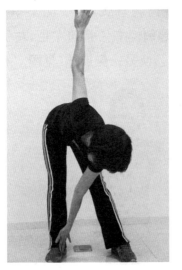

图 7-40　呼气时右展体弯腰

二维码 24
COPD—
运动康复
操

（1）适当运动：以呼吸训练、散步之类低消耗量运动开始，逐步增加难度，减轻或避免呼吸困难。

（2）预防感冒：感冒易继发感染，加重病情。可采用冷水洗脸，增强抗寒能力；经常进行防感冒按摩，养成健康的生活方式，增强体质；平时注意保暖，避免受凉。

（3）戒烟：吸烟是引起 COPD 的主要危险因素，应向患者强调吸烟的危害性和戒烟的必要性。

（4）空气清新：保持室内空气流通，避免到空气污浊的地方逗留。

（5）保证营养：选用富含蛋白质、维生素、微量元素易消化的食物，少量多餐，避免产气食物。

（6）坚持呼吸康复：在医护人员监测下按计划进行，长期坚持，不急于求成。

慢性病运动康复

177

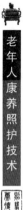

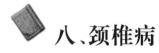

八、颈椎病

(一)概述

颈椎病是由于颈椎间盘退行性改变、颈椎骨质增生,刺激和压迫神经、血管等而引起的颈肩综合征,好发于中年以上人群。

颈椎间盘退行性变是颈椎病发生的基本原因,急慢性损伤则是颈椎病发生的诱因。长期低头、伏案工作等慢性损伤,可加速颈椎退行性变;急性损伤则可使原已退变和不稳定的椎体和椎间结构进一步受损,从而诱发颈椎病。

根据受压和受刺激的不同组织,颈椎病可分为神经根型、脊髓型、椎动脉型、交感神经型四种类型,可有两种或两种以上类型同时存在的病例。临床表现为颈、肩、臂疼痛、僵硬,疼痛可放射至前臂、手指,指尖有麻木感等。

中医认为本病多为肝肾亏虚、血凝气滞、经络受阻所致。进行穴位按摩和运动康复可以缓解颈椎病的临床症状和预防复发。

1.穴位按摩操

准备:坐位,身心放松,深呼吸数次。

第一节:十指梳头。疏通经络,促进血液循环,改善脑部血供。

方法:一手十指弯曲上举到前额,由前向后从神庭一直梳到大椎(见图 8-1、图 8-2、图 8-3);两手交替反复梳发。

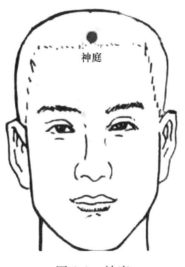

神庭

图 8-1　神庭

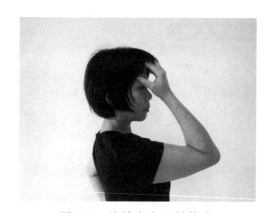

图 8-2　从神庭穴开始梳发

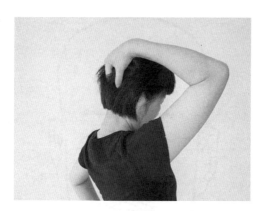

图 8-3　从前往后梳发

第二节：拿捏颈肌。改善颈项部血液循环，松懈软组织粘连，舒筋活络，解除僵硬。

方法：①将一手置于颈后，拇指放于同侧颈外侧，四指在对侧，拿捏颈椎两侧（见图 8-4）；②从上到下来回用力拿捏颈肌，两手交替操作（见

图 8-5）。

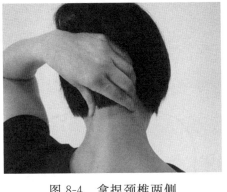

图 8-4　拿捏颈椎两侧

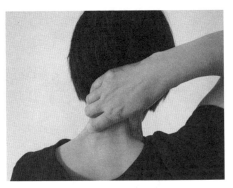

图 8-5　拿捏颈肌

第三节：按揉风池。疏通经络，改善颈部肌肉紧张，防止颈椎病所致的头晕、头胀、颈项强痛等症。

方法：两手拇指按在同侧风池穴，四指附在头部两侧，由轻到重环状按摩风池穴（见图 8-6、

图 8-7）。

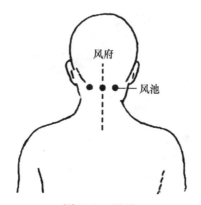

图 8-6　风池

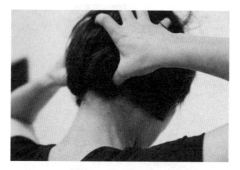

图 8-7　按揉风池

第四节：按揉曲池。此穴多用于治疗颈椎病所致的头痛、头晕、上肢疼痛、手臂麻木等症。

方法：一手屈肘放胸前，另一手拇指指腹环状按揉穴位（见图 8-8）；换手按揉另一侧曲池穴（见图 8-9）。

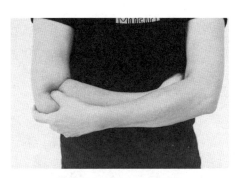

图 8-8　按揉右侧曲池

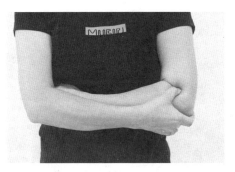

图 8-9　按揉左侧曲池

第五节:掐拿肩井。此穴具有祛风清热、活络消肿的功效。可治疗颈椎病颈项强痛、颈椎活动受限、颈项肌痉挛,肩背部酸痛、肩膀疼痛、手不能伸举等症。

方法:一手食指、中指、无名指按在对侧肩井穴,中指用力掐拿穴位(见图8-10);或者双手拇指按在同侧肩井穴,其余四指放背部,掐拿肩井穴(见图8-11)。

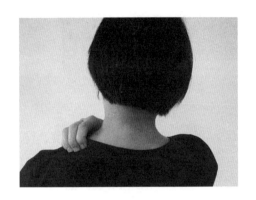

图 8-10　中指掐拿肩井

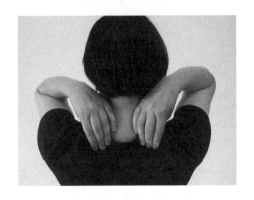

图 8-11　拇指掐拿肩井

第六节:掌拍肩臂。改善颈肩部血液循环,缓解颈、肩、臂肌肉痉挛,散风活络,缓解肌肉酸痛、颈部僵硬、肩胛疼痛、上肢酸麻等症。

方法:①右手虚掌拍打左侧颈、肩及手臂(见图 8-12、图 8-13、图 8-14);②左手虚掌拍打右侧颈、肩及手臂。

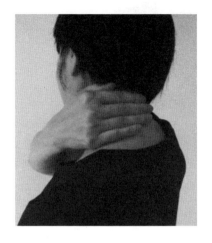

图 8-12　掌拍颈部

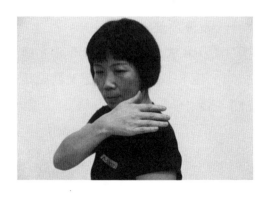

图 8-13　掌拍肩部

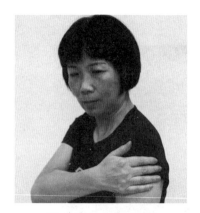

二维码 25
颈椎病—
穴位按摩
操

图 8-14　掌拍手臂

2.灵颈松肌操

准备:坐位或站立位,身心放松,深呼吸数次。

第一节:掌擦颈项。改善血液循环,松懈颈后部肌肉粘连,改善颈部疼痛。

方法:①一手掌根自枕骨颈项至大椎来回摩擦(见图 8-15、图 8-16);②两手交叉紧贴后脑来回摩擦(见图 8-17、图 8-18)。

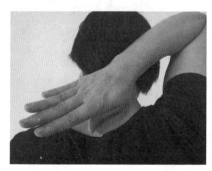

图 8-15　右手擦颈

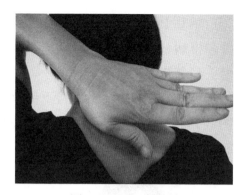

图 8-16　左手擦颈

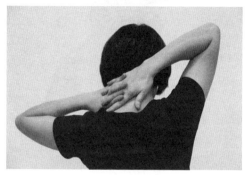

图 8-17　双掌右侧斜擦颈部

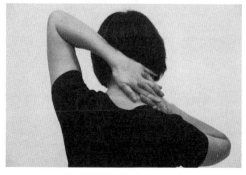

图 8-18　双掌左侧斜擦颈部

慢性病运动康复

第二节:前后屈伸。扩大颈项前屈后伸的活动度,改善颈椎病、落枕和低头综合征引起的颈项僵硬、头晕头痛等症。

方法:①吸气时颈部尽量前屈,下颌靠近胸骨上缘(见图 8-19);②呼气时颈部后伸至最大限度(见图 8-20)。

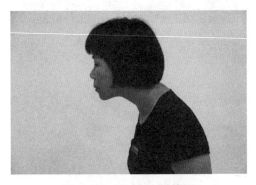

图 8-19　吸气时颈前屈

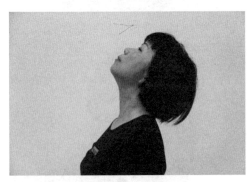

图 8-20　呼气时颈后伸

第三节:左右侧摆。增强枕关节的侧屈活动

度,改善颈椎病引起的侧屈障碍。

方法:①呼气时头向左侧肩部靠拢,吸气时还原(见图8-21);②呼气时头向右侧肩部靠拢,吸气时还原(见图8-22)。

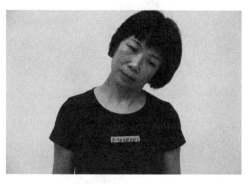

图 8-21　颈左侧弯

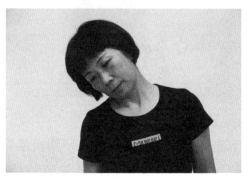

图 8-22　颈右侧弯

第四节:左右转颈。增强枕关节的转动功能,提高转颈灵敏度,改善颈肌僵硬。

方法:①向左上方转动颈部,再还原(见

图 8-23);②向右上方转动颈部,还原(见图 8-24)。

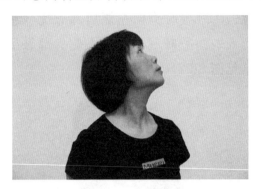

图 8-23　左上转颈

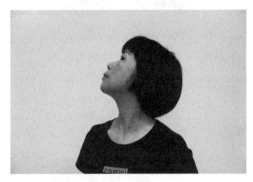

图 8-24　右上转颈

第五节:颈部环转。增强头颈部血液循环,松懈颈部软组织粘连,提高颈部各关节的综合活动能力。

方法:①头部沿顺时针、逆时针小幅度环转(见图 8-25);②头部沿顺时针、逆时针大幅度环转(见图 8-26)。

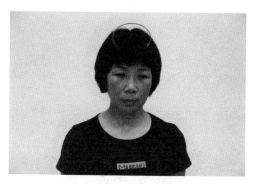

图 8-25　小幅度颈环转

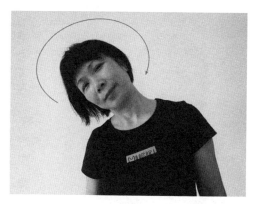

图 8-26　大幅度颈环转

第六节：松肩转颈。活动颈椎和肩关节，改善颈、肩、背、上肢血液循环，消除颈痛、肩酸、手麻等症。

方法：①双手自然下垂，双肩左右、上下耸动（见图 8-27）；②颈部前俯、后仰自然转动（见图 8-28）。

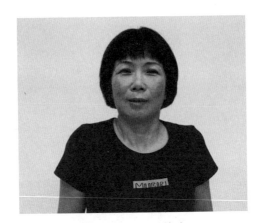

图 8-27　上下耸肩

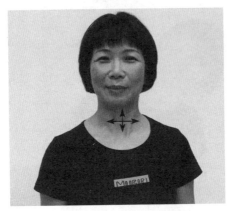

图 8-28　自然转颈

二维码 26
颈椎病—
灵颈松肌
操

3.牵引强颈操

准备:站立位,身心放松,深呼吸数次。

第一节:抱枕伸颈。增强颈项肌肌力,使头颈后伸有力,改善血液循环,克服低头综合征的颈部疲劳不适。

方法:①两手交叉放在枕后部,手掌用力往下压,颈项前后抵抗(见图 8-29);②两手交叉压头顶,头颈向上抵抗;对抗 5 秒,放松(见图 8-30)。

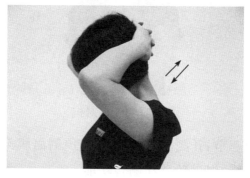

图 8-29　颈项前后抵抗

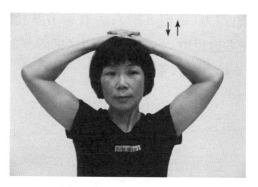

图 8-30　颈项上下抵抗

第二节:颌掌对抗。增强颈部前屈肌肌力,增加颈前屈活动度,对颈椎也有一定的牵引拉伸作用。

方法:两手掌托住下颌与腮部,两手向上顶,头部向下压,对抗 5 秒,放松,重复进行数次(见图 8-31)。

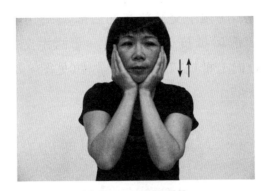

图 8-31　颌掌对抗

　　第三节:托腮转头。增强头颈侧面肌肉肌力,疏经通络,促进转颈和侧转功能。

　　方法:①左手掌托住右侧腮部,往左边用力,头往右边用力(见图 8-32);②右手手掌托住左侧腮部,往右边用力,头往左边用力(见图 8-33)。对抗维持 5 秒,放松,重复数次。

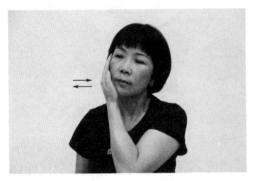

图 8-32　托右腮对抗

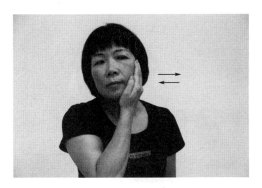

图 8-33　托左腮对抗

第四节：伸脖压头。增强头部侧屈和伸展肌肌力，增强颈部肌肉力量。

方法：①右手过头顶放在左侧头部耳朵上方，用力往右边压，头部往上对抗（见图 8-34）；②左手过头顶放在右侧头部耳朵上方，用力往左边压，头部往上对抗（见图 8-35）。对抗维持 5 秒后放松，重复数次。

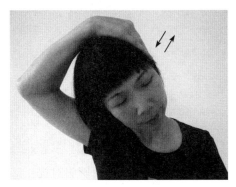

图 8-34　头右压对抗

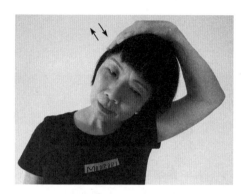

图 8-35　头左压对抗

第五节：托肘转头。伸展颈部肌肉，提高肌力和耐力。

方法：①左手搭右侧肩膀，右手托左手肘关节往右边拉，头往左边转动（见图 8-36）；②右手搭左侧肩膀，左手托右手肘关节往左边拉，头往右边转动。对抗维持 5 秒放松，重复数次（见图 8-37）。

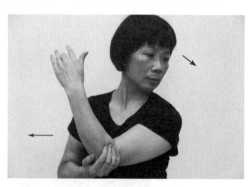

图 8-36　托拉左肘转头对抗

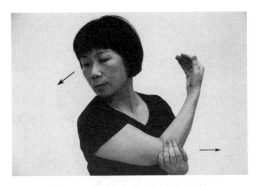

图 8-37　托拉右肘转头对抗

　　第六节:仰头望月。加强伸颈、转颈、抬头活动度,放松颈部屈肌,改善低头综合征。

　　方法:①双手向左上方举过头顶,两掌相对,抬头挺身朝右侧仰望天空(见图 8-38);②双手向右上方举过头顶,两掌相对,抬头挺身朝左侧仰望天空(见图 8-39)。持续 5 秒还原,重复数次。

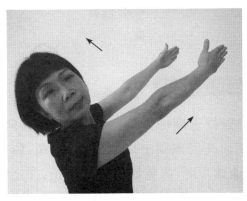

图 8-38　左伸臂右望月

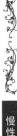

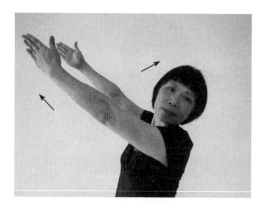

图 8-39　右伸臂左望月

二维码 27

颈 椎 病——

牵引强颈

操

▶▶▶(三)日常照护

（1）保持正确的体位。①学习、工作时，头正颈直，桌面高度原则上以能够使头、颈、胸保持正常生理曲线为度，避免低头时间过长；②定时改变头颈部位置，如低头学习、工作 20～30 分钟后，应朝相反方向转动头颈，并做颈部及上肢活动；③坚持适当工间、课间活动。

（2）保持良好的睡姿。①合适的床铺：首选是木板床，因其有利于保持颈椎、腰椎的生理曲线；②适宜的枕高：适宜的枕高为10～12厘米。

（3）避免颈部受伤。坐车时不宜打瞌睡，以防急刹车及不测事件发生；避免过度劳损或寒湿侵袭，防止颈部外伤或落枕。

（4）加强颈部肌肉的功能锻炼，坚持做颈部运动康复操。

慢性病运动康复

九、肩周炎

▌(一) 概述

　　肩关节周围炎,简称肩周炎,是由于老化、慢性损伤或退行性变引起的肩关节周围软组织的非感染性炎症。临床上以肩关节疼痛和肩臂活动受限、入睡或静息时疼痛加重为特征,给患者日常生活带来极大的不便。由于好发于 50 岁左右故称"五十肩",又称"冻结肩",女性患者略多于男性。肩周炎病程分为 3 个阶段,即早期、冻结期和恢复期。本病有自愈趋势,一般在 2 年内逐渐自行缓解,但有时可遗留某种程度的功能障碍。

　　本病属中医学的"肩凝症""痹症"范围。一般早期治疗主要是减轻疼痛,以驱邪、行气、活血、止痛为主,应用理疗、推拿按摩及针灸疗法等,冻结期和恢复期患者,以益气、养血、舒筋、活络方法治疗。应着重恢复肩部活动功能,需循序渐进地长期坚持运动康复,使冻肩变动肩,痛肩变舒肩。

1.冻肩舒适操

准备：站立位，身心放松，深呼吸数次。

第一节：拿肩抖肢。舒筋活血，通络止痛，松懈粘连，滑利关节，促进肩关节功能恢复。

方法：①用健手按摩拿捏患肢肩部及上臂肌肉（见图9-1）；②轻轻抖动上肢（见图9-2）。

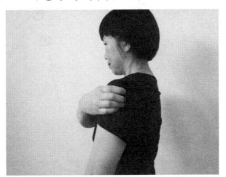

图9-1　拿捏肩部及上臂

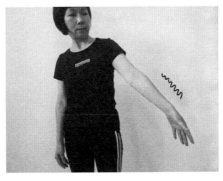

图9-2　抖动上肢

慢性病运动康复

201

第二节：点按穴位。舒经活络，行气活血止痛。

方法：①健手食指、中指、无名指点按患侧肩井、肩髃、肩贞穴（见图9-3、图9-4、图9-5、图9-6）；②用拇指点按手三里、外关（见图9-7、图9-8、图9-9）。

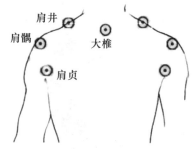

图9-3　肩井、肩髃、肩贞

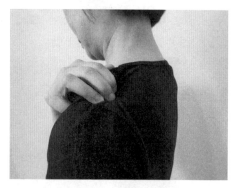

图9-4　指按肩井

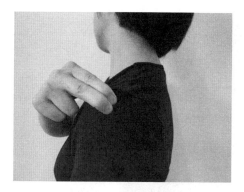

图 9-5　指按肩髃

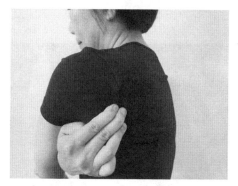

图 9-6　指按肩贞

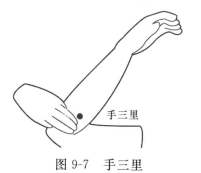

手三里

图 9-7　手三里

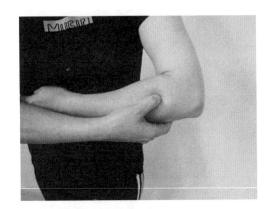

图 9-8　指按手三里

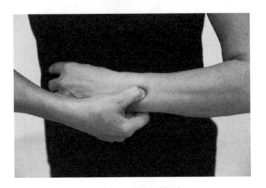

图 9-9　指按外关

第三节:托肘搭肩。肩关节内收,增加肩关节活动度,预防粘连。

方法:患手屈肘于胸前,健手托肘协助患肢慢慢上移搭对侧肩部,稍用力,坚持数秒后还原,重复进行(见图 9-10)。

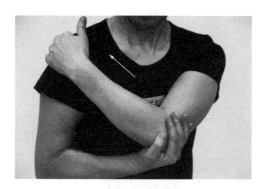

图 9-10　托肘搭肩

第四节：背手搭肩。增加肩关节活动度，预防关节粘连。

方法：患肢手背后伸，紧贴背部，健手拉患肢慢慢向上移动，靠近对侧肩胛骨（见图 9-11）。

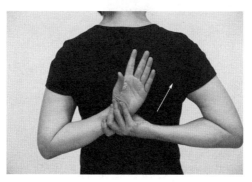

图 9-11　背手搭肩

第五节：抱头展肩。增强肩关节外展、内收功能，改善上肢血液循环，促进痊愈。

方法：①双手交叉抱于枕部，吸气时双肩向外展开（见图 9-12）；②呼气时双肩做前夹运动（见图 9-13）。

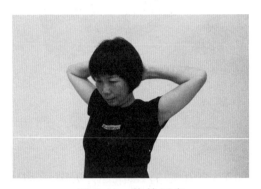

图 9-12　抱枕展肩

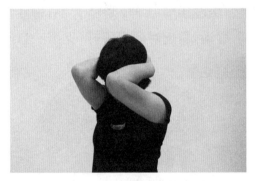

图 9-13　呼气夹肩

第六节：弯腰划圈。松弛肩周关节软组织，解除粘连，增强肩关节活动度和灵活性。

方法：①健手扶椅或墙，弯腰；②患肢以肩为中心，由小到大顺时针、逆时针划圈或前后左右摆动（见图 9-14、图 9-15）。

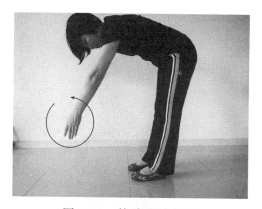

图 9-14　扶墙患臂划圈

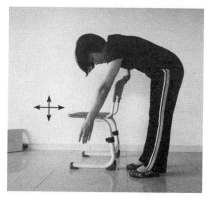

二维码28
肩周炎——
冻肩舒适
操

图 9-15　扶椅患臂运动

2.肩功能康复操

第一节:患手爬墙。循序渐进,逐步恢复肩关节功能,防止肌肉萎缩。

方法:①面对墙壁站立,患肢上举,手指沿墙爬行至最高限度(见图9-16);②对墙壁侧立,患肢上举,手指沿墙爬行至最高限度(见图9-17)。

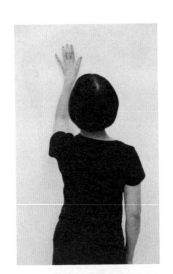

图 9-16　患臂前举上爬

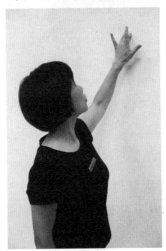

图 9-17　患臂侧举上爬

第二节：负重摆臂。利用重物的反作用力，练习肩关节各方位的运动，解除肌肉粘连，加大关节活动范围。

方法:①健手扶栏杆或椅背,身体前屈90°;②持重物做提起放下、前后左右摆动或划圈运动(见图9-18、图9-19)。

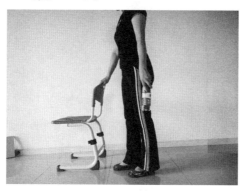

图9-18　扶椅站立

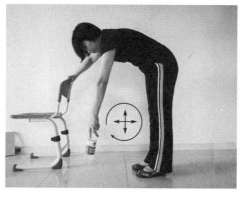

图9-19　弯腰持物垂臂运动

第三节:拉杆下蹲。通过肩部软组织牵伸练习,解除软组织粘连。

方法:双手攀住栏杆慢慢下蹲,利用躯干重心下移,下蹲停留5秒后起立,反复进行(见图9-20、图9-21)。

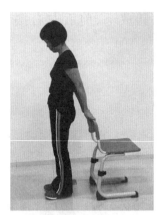

图 9-20   背后扶杆

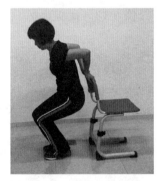

图 9-21   扶杆下蹲

第四节:背后拉毛巾。增强肩关节后伸功能,增加关节活动度。

方法:①健手在肩前握住毛巾上端,患手在后拉毛巾的下端(见图9-22);②健手带动患肢向上拉至痛点,停留5秒还原,反复进行(见图9-23)。

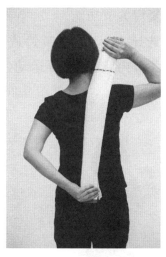

图 9-22　两手背后拉毛巾

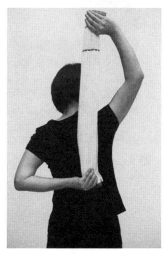

图 9-23　健手带动患肢运动

第五节:平举哑铃。强化肩周肌肉力量,改善肌肉萎缩,恢复肩关节功能。

方法:①选择 1～3 千克哑铃或其他物体,抬起手臂;②做关节内收、外展等运动(见图 9-24、图 9-25);③做上举、下拉动作(见图 9-26、图 9-27)。

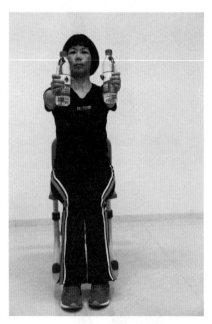

图 9-24　两臂持物内收

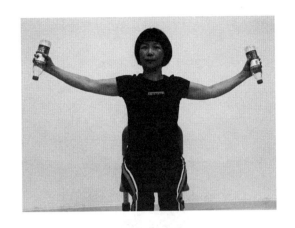

图 9-25　两臂持物外展

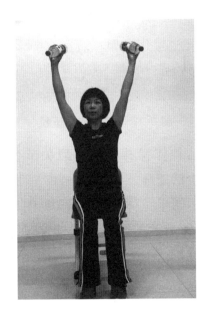

图 9-26　两臂持物上举

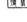

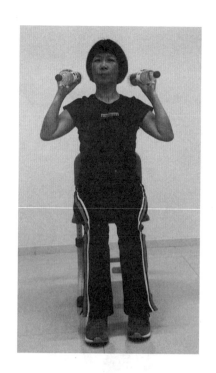

图 9-27　两臂持物下拉

第六节：舞体操棒。恢复肩关节各轴位的运动功能，减少后遗症。

方法：①两手执体操棒两端(见图 9-28)；②健手带患肢进行肩关节各轴位运动练习(见图 9-29、图 9-30、图 9-31、图 9-32、图 9-33、图 9-34)。

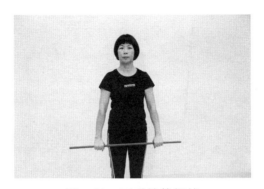

图 9-28 两手持体操棒

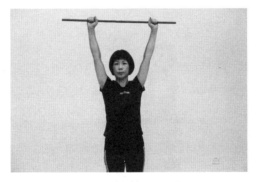

图 9-29 持棒上举

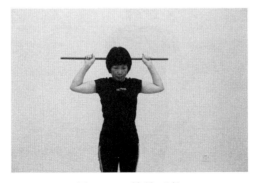

图 9-30 持棒后拉

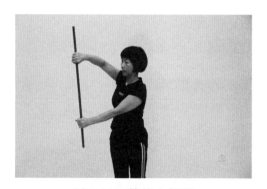

图 9-31　持棒右侧举

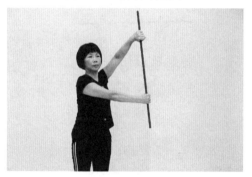

图 9-32　持棒左侧举

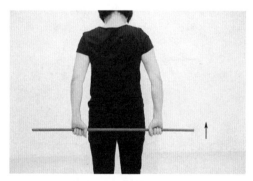

图 9-33　持棒后举

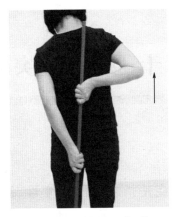

二维码 29
肩周炎—
肩功能康
复操

图 9-34　持棒后侧举

▏▏▏(三)日常照护

（1）舒适体位：日常生活、工作中避免同一体位时间过长，以免引起肩关节慢性劳损。

（2）避免受寒：保护肩部不受风寒，睡眠时注意肩部保暖，夏季夜晚避免肩部直接吹凉风。

（3）坚持锻炼：中老年人应坚持体育锻炼，根据个人情况选择运动项目及时间。

（4）康复运动：运动康复因地制宜，需循序渐进，持之以恒。

慢性病运动康复

十、腰椎间盘突出症

（一）概述

腰椎间盘突出症是指腰椎间盘变性、纤维环破裂和髓核组织突出，刺激和压迫神经根、马尾神经所引起的一种综合征。腰椎间盘突出症最易发生的部位是 L4～5 或 L5～S1 之间，而坐骨神经的神经根是从这两个部位发出的，易累及。典型表现是反复发作的腰腿疼痛，男性多于女性。退行性变和各种急、慢性损伤是腰椎间盘突出症最常见的病因，如反复弯腰、扭转等慢性积累性损伤，重物搬运时用力不当或姿势不正确，背部直接创伤或背部突然扭转动作等，均可引起腰椎间盘突出。

腰椎间盘突出症中医归属"腰痛""痹证"范畴，发病因素不外乎肝肾不足，"外伤""劳损""风寒湿"等侵袭人体，致经络闭阻，瘀血内停，气血运行不通。经常自我按摩，坚持运动康复不仅可防治腰痛，还能补肾强身。

1. 坐位健腰操

准备：坐位，身心放松，深呼吸数次。

第一节：伸腰伸腿。通过躯干和上、下肢的伸展，使脊柱尽量牵伸，纠正后突，增强腰背肌力量。

方法：双手交叉，吸气时向上抬至头顶，背靠椅背伸腰，两下肢前伸，呼气时还原（见图 10-1、图 10-2）。

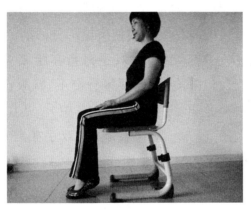

图 10-1　端坐于靠背椅上

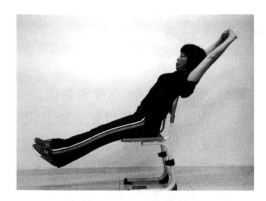

图 10-2　四肢伸展

第二节：双拇按穴。缓解腰部肌肉痉挛和疼痛，防治腰椎间盘突出或使突出部分回纳。

方法：①挺直腰背，双手拇指在腰阳关、腰眼穴上按压（腰阳关：第四腰椎脊突下；腰眼：第四腰椎棘突下旁开约 3.5 寸凹陷中）（见图 10-3、图 10-4、图 10-5）；②伸直下肢，双手拍打委中穴（腘窝横纹正中）（见图 10-6、图 10-7）。

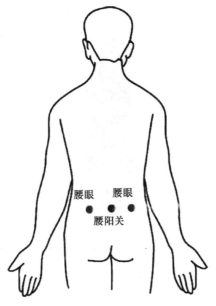

图 10-3　腰阳关、腰眼

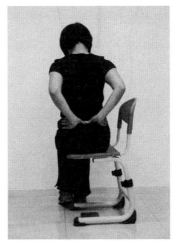

图 10-4　指按腰阳关

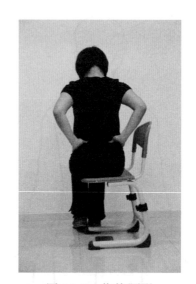

图 10-5　指按腰眼

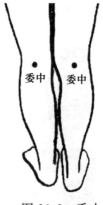

图 10-6　委中

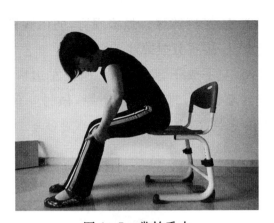

图 10-7　掌拍委中

第三节：弯腰抱膝。解除腰部肌肉痉挛，防止软组织粘连，促使椎间盘突出复位，适应弯腰活动。

方法：上身弯腰前倾，双手交握抱膝，使胸臂尽可能触膝，低头维持数秒后复原，反复练习（见图 10-8）。

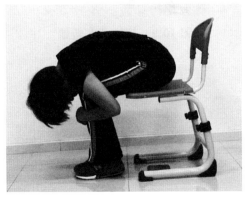

图 10-8　弯腰抱膝

慢性病运动康复

第四节：搭椅转腰。强腰固肾，防治腰椎小关节功能紊乱，腰肌劳损等症。

方法：左手放于腿上，右手抓住左边椅背，腰部向左转至极限，维持数秒还原，做另一侧运动（见图10-9、图10-10）。

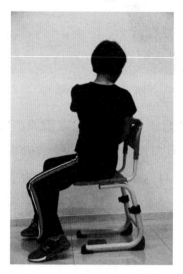

图10-9　拉椅背右转腰

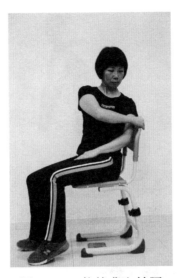

图 10-10　拉椅背左转腰

　　第五节：背手挺腰。行气活血，增大腰椎间隙，减轻椎间盘压力，有助于椎间盘回纳。

　　方法：①两手放于椅背后交握，或者侧方坐，双手交握于背后，掌心向下，用力挺胸伸腰，维持数秒后还原（见图 10-11）；②双手撑住椅座提臀前倾，维持数秒后还原（见图 10-12）。

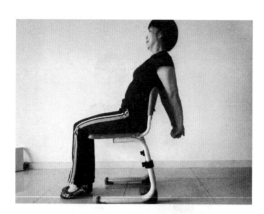

图 10-11　两手背后下拉

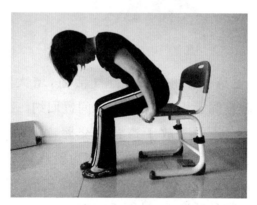

图 10-12　手撑椅座提臀前倾

　　第六节：回旋松腰。腰腹大幅度地环形转动可使腰椎交锁解除，将关节突拉出，滑膜复位，放松腰肌。

　　方法：①双手扶椅背或支撑在桌面上，减轻腰部重量，身体挺直；②慢慢顺时针、逆时针旋转腰部(见图 10-13)。

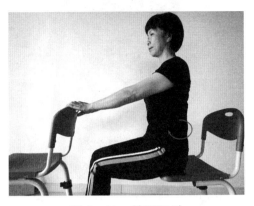

图 10-13　转腰运动

二维码 30
腰椎间盘突
出症—坐位
健腰操

2.站立健腰操

准备:站立位,身心放松,深呼吸数次。

第一节:拿捏腰肌。缓解腰肌痉挛,改善血液循环,增强腰肌肌力。

方法:两手叉腰,拇指在前,四指在后,从上向下来回拿捏腰部肌肉直至骶部(见图 10-14)。

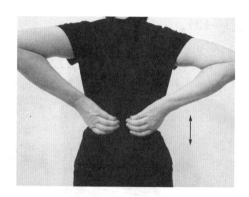

图 10-14　拿捏腰肌

第二节:前屈后伸。伸展脊柱,通利气血,缓解腰背肌痉挛,增强腰际前屈后伸肌力量,促使椎间盘回纳。

方法:①低头,腰部前屈,双手指尖触及足背或地面,数秒后还原(见图 10-15);②双手叉腰,仰头,向后弯腰至最大幅度,数秒后还原(见图 10-16)。

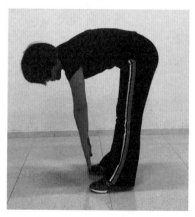

图 10-15　伸手弯腰

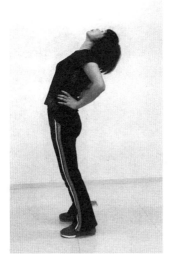

图 10-16　叉腰后仰

第三节：左右侧屈。加强腰部侧屈度，增强脊柱稳定性，有助于腰部左右协调能力。

方法：①双手自然下垂，先向右侧弯腰至极限，数秒后还原（见图 10-17）；②向左侧弯腰至极限，数秒后复原（见图 10-18）。

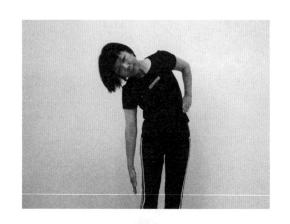

图 10-17　右侧弯腰

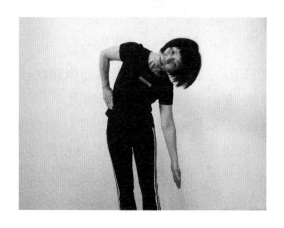

图 10-18　左侧弯腰

第四节：旋腰摆手。增强腰部的活动度和灵活性，预防腰肌僵硬和腰椎退化。

方法：腰部自然向左、右旋转，双手随惯性摆动拍击腰背部（见图 10-19、图 10-20）。

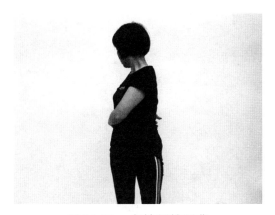

图 10-19　右转腰拍腰背

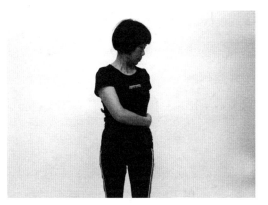

图 10-20　左转腰拍腰背

第五节：环转晃腰。训练腰部的综合运动功能，促进血液循环，增强腰肌肌力，预防腰椎退变。

方法：两手叉腰，腰部顺时针、逆时针大幅度环形回旋（见图 10-21、图 10-22）。

慢性病运动康复

231

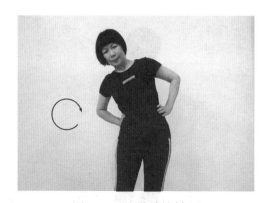

图 10-21　顺时针转腰

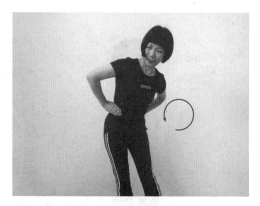

图 10-22　逆时针转腰

第六节:擦腰捶背。疏通经络,促进腰部血液循环和新陈代谢,活血化瘀,固肾壮腰。

方法:①两手掌紧贴腰部,用力上下来回摩擦(见图 10-23);②双手握拳,自上而下叩击腰背部(见图 10-24)。

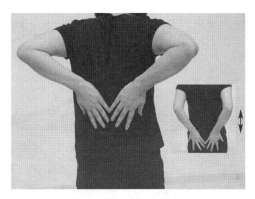

图 10-23　掌擦腰部

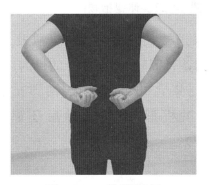

图 10-24　拳叩腰部

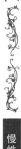

二维码 31
腰椎间盘
突出症—
站立健腰
操

3.腰椎间盘突出复原操

准备：卧位，身心放松，深呼吸数次。

第一节：伸腿抬腰。伸展腰背肌，增强腰背肌肌力，纠正后突。

方法：①平卧位，头部、两肩、双肘支撑上半身，两腿伸直，两脚支撑下半身；②腰臀部向上挺起，维持数秒后还原（见图 10-25）。

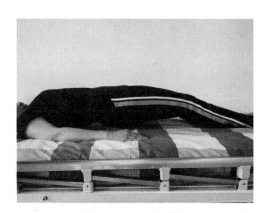

图 10-25　伸腿抬腰

第二节：屈膝搭桥。锻炼腰、腹、臀肌及伸髋屈膝肌肌力，达到益肾固腰、强筋壮骨的目的。

方法：卧位，屈膝呈 90°，头、双肘、两脚五点支撑，挺起躯干成拱桥形，坚持数秒后还原（见图 10-26、图 10-27）。

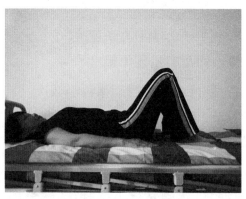

图 10-26　屈膝仰卧

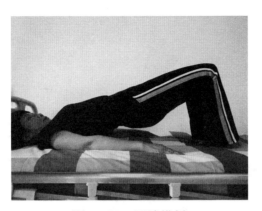

图 10-27　屈膝搭桥

第三节：上下抬腿。锻炼腰侧肌力和四肢前屈、后伸、外展肌力，增强腰部和四肢力量。

方法：①抬起右下肢，坚持数秒后放下，两下肢交替进行（见图 10-28、图 10-29）；②两下肢同时抬起、放下（见图 10-30）。

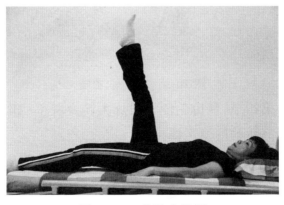

图 10-28　仰卧右抬腿

慢性病运动康复

235

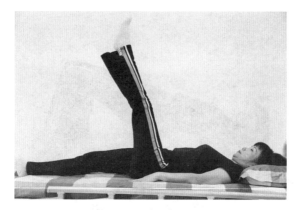

图 10-29 仰卧左抬腿

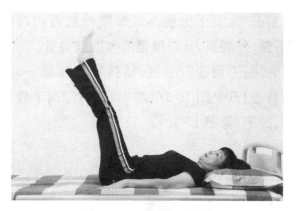

图 10-30 仰卧双抬腿

第四节：侧卧抬腿。锻炼大腿及腰部肌肉，增进腰部活动的稳定性。

方法：①右侧卧位，抬起左侧下肢做前后、上下运动（见图 10-31）；②左侧卧位，右下肢做前后、上下运动（见图 10-32）。

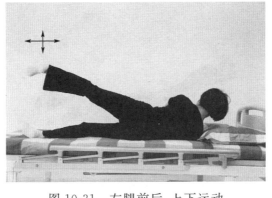

图 10-31　左腿前后、上下运动

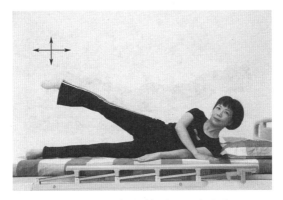

图 10-32　右腿前后、上下运动

　　第五节：俯卧抬腿。锻炼腰背部肌肉，促进椎间盘回纳。

　　方法：①胸腹部紧贴床面，两下肢交替向后抬起、放下（见图 10-33）；②两下肢同时向后抬起，数秒后还原（见图 10-34）。

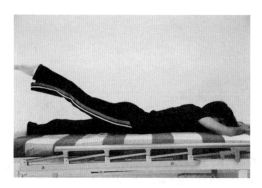

图 10-33　双腿轮流后抬腿

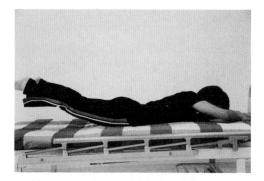

图 10-34　俯卧双抬腿

第六节：小俯卧撑。舒筋活血，提高背伸肌力，增强脊柱背伸活动度，增加腰椎稳定性，促进椎间盘回复。

方法：腹部和下肢支撑床面，双手或双肘用力支撑上半身尽量抬起，头后仰，维持数秒后还原（见图 10-35、图 10-35）。

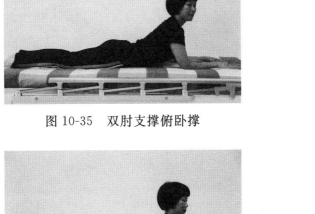

图 10-35　双肘支撑俯卧撑

图 10-36　双手支撑俯卧撑

第七节:飞燕展翅。增强腰部和四肢力量,使腰背肌和四肢肌肉得到充分的后伸锻炼,修复腰伤。

方法:俯卧位,腹部支撑床面,两腿向后用力,两手伸向前方或背后,使头、胸、四肢尽量抬离床面至极限,坚持数秒后还原(见图 10-37、图 10-38)。

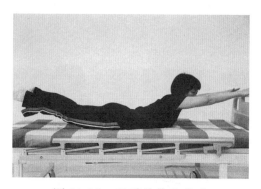

图 10-37　双手前伸飞燕式

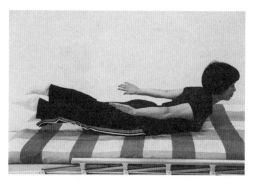

图 10-38　双手后伸飞燕式

第八节:前探后伸。增强腰肌肌力,维持脊柱正常生理曲线,纠正姿势性或结构性侧弯及后突畸形。

方法:两手两膝四点撑地,抬高左臂向前探,抬高右腿向后伸,坚持数秒复原,换另一侧运动(见图 10-39、图 10-40、图 10-41)。

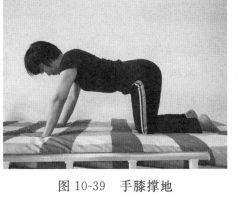

图 10-39　手膝撑地

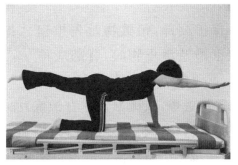

图 10-40　右臂左腿前后探伸

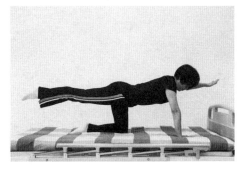

图 10-41　左臂右腿前后探伸

▊▊▊(三)日常照护

（1）保持良好姿势：坐、立、行时应采取正确姿势，避免用同一姿势站立或坐位过长时间。平时穿低跟鞋，以保持身体重心平衡。

二维码32
腰椎间盘
突出症—
腰突复原
操

（2）睡硬板床：床垫宜硬不宜软，使用硬床垫或木板床，预防椎间盘突出加重。

（3）保护腰部：抬重物时先想到护腰，如下蹲及举重物时，背部应伸直勿弯。必须搬运重物时，宁推勿拉。

（4）坚持锻炼：积极参加体育锻炼，如倒走、游泳等，坚持进行腰背肌康复锻炼，以增加脊柱的稳定性和减缓机体组织和器官的退行性变。

（5）减轻不适：腰部注意保暖，热疗可以改善腰背痛。

总主编　黄惠娟　陈雪萍
副总主编　章冬瑛　王撬撬

老年人康养照护技术

（共4册）　（融媒体版）

第四分册

常见病症穴位按摩

主编　章冬瑛　陈雪萍

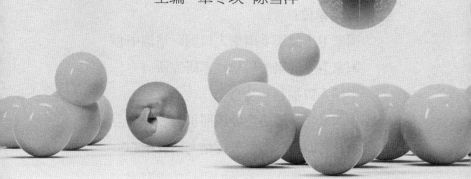

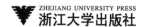

ZHEJIANG UNIVERSITY PRESS
浙江大学出版社

老年人康养照护技术
（融媒体版）

编委会名单

主　任　黄惠娟

副主任　陈小英　俞　华　卢胜兰

编　委（以姓氏笔画为序）

丁　炜　马继龙　王撬撬　杨　玉

杨　丽　何　宽　陆　叶　陈晓慧

陈爱雪　陈雪萍　卓永岳　竺　愿

曹世华　章冬瑛　梁　赉　董　敬

组织、支持单位：

国家卫生健康委南京人口国际培训中心

国家卫生健康委科学技术研究所

中国人口福利基金会

中国老年保健协会健康照护与教育分会

浙江省时代养老服务评估与研究中心

目　录

常见病症穴位按摩

常见病症穴位按摩

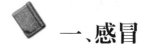

一、感冒

(一) 概述

感冒俗称"伤风",是由风邪侵袭人体引起的一种常见外感病,一年四季都可发生,多发于冬春季节。临床表现以鼻塞流涕、恶寒发热、头痛不适为主。由于感受邪气的不同,普通感冒有风寒、风热之别。风寒感冒以恶寒重、发热轻、无汗、头痛身疼、鼻塞喷嚏、流清涕,或咽痒咳嗽、咳痰清稀色白、舌苔薄白、脉浮或浮紧为主;风热感冒以发热重、恶寒轻,或有汗出、头痛鼻塞、口干咽痛、咳痰黏稠、舌苔薄白微黄、脉浮数为主。从西医角度来说,感冒多数为病毒感染,具自限性,抗生素治疗无效。中医穴位按摩实用有效,既可以自我操作,又可替他人按摩,可减轻症状,促进痊愈。

(二)特效穴按摩

1.迎香

(1)解析:迎香为手阳明大肠经和足阳明胃经

之会穴,位居鼻旁,是气味进入人体的要冲,因人体喜香厌臭,故名迎香。迎香穴是治疗感冒鼻塞的首选穴位。按摩此穴,有疏散风热、通利鼻窍的功效,对感冒、鼻炎有较好的预防和治疗作用。

(2)定位:在面部,鼻翼外缘,鼻唇沟中(见图 1-1)。

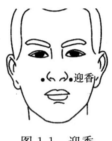

图 1-1　迎香

(3)主治:感冒鼻塞、鼻炎、鼻出血、口歪、神经麻痹、胆道蛔虫等症。

(4)按摩方法:①点按:双手食指指腹点按穴位(见图 1-2);②揉按:双手食指指腹按揉穴位并做环状运动;③推擦:食指向上至睛明来回推擦鼻翼两旁(见图 1-3)。

预防感冒每日早晚各按摩一次,发病时每日可增加数次。对于风寒感冒,可蘸上葱姜汁揉按则效果更佳。

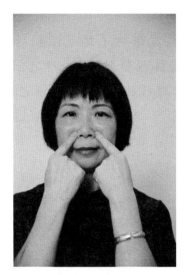

图 1-2　点按迎香

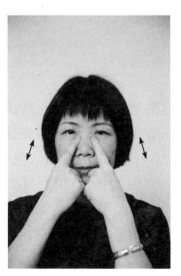

图 1-3　指推迎香

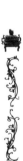

2.大椎

(1)解析:大椎为手足三阳经与督脉的交会穴。大椎最能体现督脉主"一身之阳、一身之表"的特点,既可疏解外感风寒、风热之表邪,又可疏通颈肩部之阳气,为疏散外邪、解表退热的要穴。

(2)定位:在背正中线上,第7颈椎棘突下凹陷中(见图1-4)。

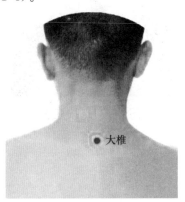

图1-4 大椎

(3)主治:外感热病,恶寒发热、咽喉肿痛、咳嗽、喘逆;内伤骨蒸潮热;项强、肩背痛、腰脊痛、手臂神经痛等。

(4)按摩方法:①指按:用大拇指指腹按压穴位(见图1-5);②掌擦:用大鱼际揉擦穴位(见图1-6);③拍打:用手掌拍打穴位;④毛巾热敷:用毛巾热敷局部数次(见图1-7)。上述方法左、右手交替进行,也可洗澡时低头用热水由颈后部冲击穴位 5 分钟至微微出汗。

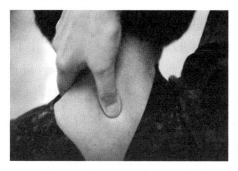

图 1-5　指按大椎

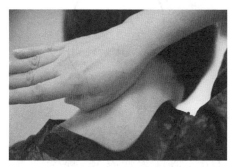

图 1-6　揉擦大椎

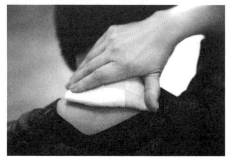

图 1-7　热敷大椎

3.风池

(1)解析:风池属足少阳胆经腧穴,又是足少阳经和阳维脉的交会穴。此穴在枕骨下,局部凹陷如池,常为风邪侵入之处而得名。风池穴具有疏风解表之功,是祛除风邪、预防感冒之要穴。

(2)定位:胸锁乳突肌与斜方肌之间的凹陷中,平风府穴(见图1-8)。

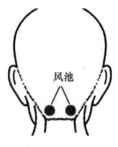

图1-8　风池

(3)主治:感冒头痛发热、鼻塞咽痛、目赤肿痛、耳鸣耳聋、中风、眩晕、失眠、颈项强直、颈部酸痛、落枕等。

(4)按摩方法:①指按:双手拇指指腹按压穴位(见图1-9);②指揉:双手拇指指腹用力按揉穴位并做环状运动(见图1-10);③用电吹风热风对准穴位吹3～5分钟(见图1-11)。

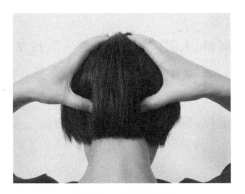

图 1-9　指按风池

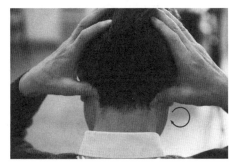

图 1-10　指揉风池

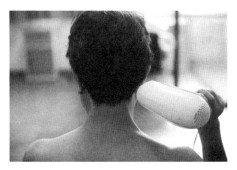

图 1-11　用电吹风吹风池

4.太阳

(1)解析:太阳穴为"经外奇穴",按摩此穴,能清肝明目,通络止痛,是有效改善头痛、牙痛及眼部疲劳等症的要穴。

(2)定位:眉梢和外眼角中间向后一横指凹陷处(见图1-12)。

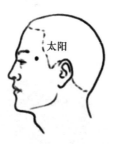

图 1-12　太阳

(3)主治:头痛、偏头痛、感冒、眩晕、牙痛、目赤肿痛以及三叉神经痛、面神经麻痹、急性结膜炎、睑腺炎(麦粒肿)等病症。

(4)按摩方法:双手拇指指腹顺时针、逆时针按揉穴位(见图1-13)。

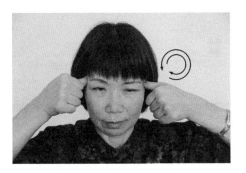

图 1-13　按揉太阳穴

（三）日常照护

（1）饮食调护：感冒宜清淡饮食，忌酸冷油腻食品。感冒初起宜食葱、姜、椒等辛味发散之物，不可食冷饮或用冷敷，避免"闭门留寇"，使邪无出路。

二维码 1
感冒穴位
按摩

（2）生活起居：注意四时天气变化，防寒保暖。天暑地热之时，切忌坐卧湿地，汗出勿当风。

（3）适度锻炼：坚持运动和自我按摩以增强体质，每个穴位需按摩 3～5 分钟，至局部有酸胀感为宜。用于预防时每日早晚各按摩一次，发病时可增加数次。

（4）服药护理：无论是风热还是风寒感冒，药物均宜温服，服后卧床敷被休息，以助汗出解表，并保证足量水分的供给。

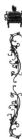

常见病症穴位按摩

9

二、咳嗽

▮▮▮(一)概述

咳嗽是肺系疾病的主要症状,发病率高,在老年人中的发病率可达 10％～15％。《素问·咳论》指出,"五脏六腑皆令人咳,非独肺也"。强调了咳嗽除肺脏受邪以外,其他脏腑功能失调均能导致。究其病因可分为外感或内伤两大类,外感咳嗽多为六淫之邪侵袭;内伤咳嗽则是饮食、情志等因素致脏腑功能失调,肺失宣肃,肺气上逆而致。中医穴位按摩治疗咳嗽能有效缓解症状,增强人体抗病能力,促使病证康复。

▮▮▮(二)特效穴按摩

1. 肺俞

(1)解析:肺俞为足太阳膀胱经穴位,肺的背俞穴。为治疗肺脏疾病的重要腧穴,能调整肺主气和主宣发肃降的生理功能,增强卫气的防御和免疫能力,以宽胸理气、平喘止咳。

（2）定位：肺俞位于人体背部第 3 胸椎棘突下旁开 1.5 寸（见图 2-1）。

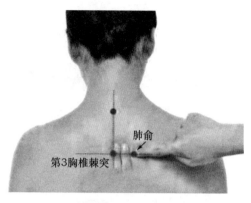

图 2-1　肺俞

（3）主治：咳嗽气喘、咳痰、咯血、自汗盗汗、骨蒸潮热等症。

（4）按摩方法：①中指叩击：双手中指指尖叩击穴位（见图 2-2）；②拇指按揉：双手拇指指腹按揉穴位并做环状运动（见图 2-3）；③小球击打：用按摩球轻轻击打穴位（见图 2-4）；④毛巾擦背：手握湿毛巾的两端，斜擦后背穴位处（见图 2-5）。

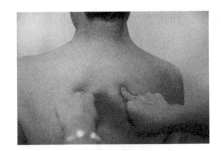

图 2-2　指叩肺俞

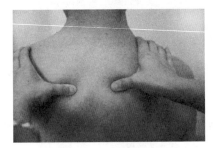

图 2-3　按揉肺俞

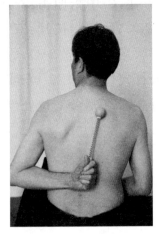

图 2-4　击打肺俞

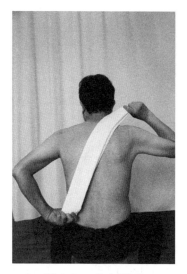

图 2-5　毛巾擦背

2.尺泽

（1）解析:尺泽是手太阴肺经之合穴,属水,位在肘窝,手太阴肺经经气由此深入,进而入脏腑的部位。刺激尺泽可激发肺经经气,调节呼吸功能,从而治疗肺系疾病。

（2）定位:尺泽穴位于肘横纹中肱二头肌腱桡侧凹陷处(见图 2-6)。

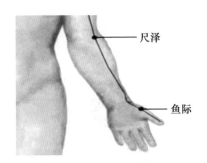

图 2-6　尺泽

（3）主治：咳嗽、喘息、气逆、咯血、咽喉肿痛、胸胁胀满、肺痨、手臂不能上举、肘臂挛痛等。

（4）按摩方法：①指按：用拇指指端按压穴位（见图 2-7）；②指揉：用拇指指腹按揉穴位并做环状运动；③拿捏：用拇指和四指相对捏按穴位，隔数秒钟后放松，反复按捏（见图 2-8）。

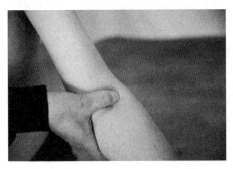

图 2-7　指按尺泽

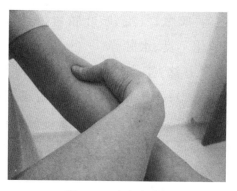

图 2-8　拿捏尺泽

3.中府

（1）解析:中府是肺经首穴,是肺的募穴,又是手太阴肺经和足太阴脾经的交会穴,脾肺之气汇聚之处。有止咳平喘、健脾补气、疏调肺脾的作用,是治疗肺系疾病的要穴。

（2）定位:胸前壁的外上方,前正中线旁开 6 寸,平第 1 肋间隙处。简易取穴法:云门直下 1 寸处是穴。

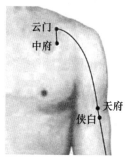

图 2-9　中府

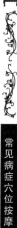

（3）主治：咳嗽、气喘、咳吐脓血、胸膺痛、肩背痛、腹胀、消化不良、水肿等

（4）按摩方法：①点叩：用双手中指指尖叩点穴位（见图2-10）；②按揉：以大拇指指腹按揉穴位并做环状运动（见图2-11）；③推擦：拇指指腹向上至云门来回推擦；④拳叩：用虚拳叩击胸外侧（见图2-12）。

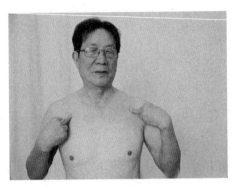

图2-10　点叩中府

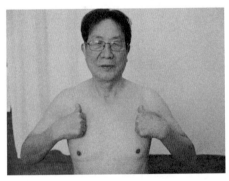

图2-11　按揉中府

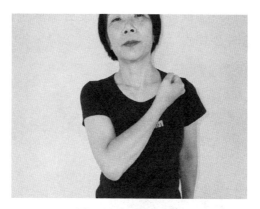

图 2-12　拳叩中府

4.列缺

（1）解析：列缺属手太阴肺经之络穴，亦是八脉交会穴。有宣肺解表、通经活络的作用，为治咳喘的常用穴。

（2）定位：两手虎口交叉，一手食指押在另一手桡骨茎突上的凹陷处取穴（见图 2-13）。

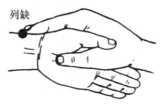

图 2-13　列缺

（3）主治：头痛、项强、伤风、气喘、咳嗽、口眼歪斜、咽喉肿痛、牙痛。

（4）按摩方法：①指揉：用食指指腹揉按穴位

17

（见图 2-14）；②推擦：用拇指指腹沿经脉走向来回推擦（见图 2-15）。

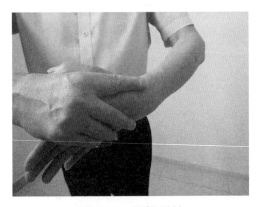

图 2-14　指揉列缺

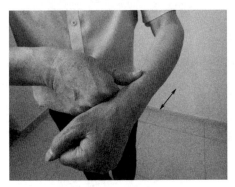

图 2-15　指推列缺

（三）日常照护

（1）生活起居：居室宜开窗通风，保持空气清新，室内禁止吸烟。气温变化及时添加衣服，感冒流行期间少去公共场所。

（2）饮食护理：宜清淡、易消化且富有营养的食物。忌辛辣刺激、甜食、冷饮、油腻食物及发物。戒烟限酒。

二维码2
咳嗽穴位
按摩

（3）适度运动：坚持锻炼，如散步、慢跑、打太极拳等增强体质，提高抗病能力。

（4）穴位按摩：按摩力度由轻到重，至局部有酸胀感或擦至皮肤发红微热为佳，每次每穴3～5分钟。

（5）情志调护：保持心情舒畅，防止因情绪波动加重病情。

三、头痛

▓ (一)概述

头痛是临床常见的自觉症状,可见于许多疾病。"头为诸阳之会""清阳之府",五脏精华之血、六腑清阳之气,皆上会于头。外感诸邪,上犯巅顶,清阳之气不得舒展,可导致头痛。内伤病证,或气血虚弱无以上荣于脑,或瘀血痰浊、阻塞经络,或情志不遂、肝阳上扰,均可发生头痛。外感头痛虽为六淫所致,但以风邪引起最为多见。内伤头痛,多与肝、脾、肾三脏功能失调有关。外感头痛一般发病较急,痛势较剧,痛无休止,多属实证。内伤头痛则多属虚证。穴位按摩对头痛有很好的缓解作用。

▓ (二)特效穴按摩

1.天柱

(1)解析:天柱属足太阳膀胱经,具有祛风解表、舒筋活络、清热明目、强筋壮骨的作用,是治疗头部、颈部、脊椎及神经系统疾病的首选穴位之一。

（2）定位：位于后发际上5分，第一颈椎棘突下旁开1.3寸，斜方肌外缘凹陷中（见图3-1）。

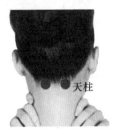

图3-1 天柱

（3）主治：头痛项强、头晕目眩、颈椎酸痛、肩背疼痛、痔疮、高血压、宿醉、失眠、焦躁等。

（4）按摩方法：①指按：坐姿，用双手拇指按压穴位（见图3-2）；②指擦：用双手拇指在穴位上下5厘米处上下推擦，重复动作3～5分钟（见图3-3）。

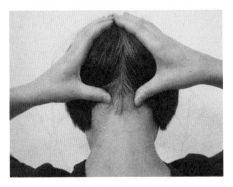

图3-2 指按天柱

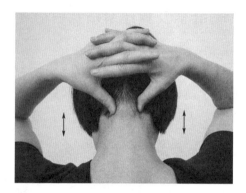

图 3-3　指擦天柱

2.百会

(1)解析:百会为督脉经穴,由手足三阳经之阳气汇聚而成,百脉之会,贯达全身,能升阳举陷、益气固脱、醒脑开窍,是治疗头晕、头痛的要穴。

(2)定位:头顶正中心,两耳尖直上连线中点(见图 3-4)。

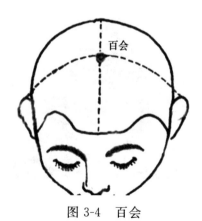

图 3-4　百会

（3）主治：头痛、昏厥、眩晕耳鸣、中风失语、痔疮脱肛等症。

（4）按摩方法：①指按：双手中指相叠于百会穴上向下按压（见图3-5）；②掌摩：掌根沿顺、逆时针方向按摩（见图3-6）；③掌叩：掌心轻拍或虚拳轻叩穴位（见图3-7）。

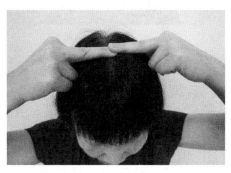

图 3-5　指按百会

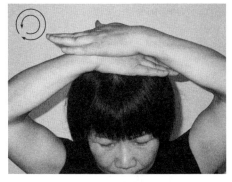

图 3-6　掌摩百会

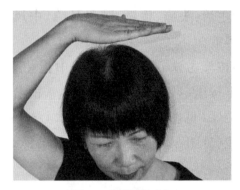

图 3-7　掌叩百会

3.头维

(1)解析:维即维持,意指本穴的气血物质有维持头部正常功能的作用。头维是足阳明胃经在额角部的腧穴,是足阳明胃经与足少阳胆经、阳维脉之交会穴。有祛风泻火、明目止痛的作用,为治疗湿邪内侵、头痛、头晕的要穴。

(2)定位:头侧部,额角发际上 0.5 寸(见图 3-8)。

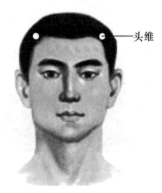

——头维

图 3-8　头维

（3）主治：头痛眩晕、目痛、迎风流泪、三叉神经痛等症。

（4）按摩方法：①指按：用双手食、中二指指腹按压穴位（见图3-9）；②指揉：双手食、中二指指腹揉按穴位并作环状旋转；③指推：双手拇指指腹向上来回推擦（见图3-10）。

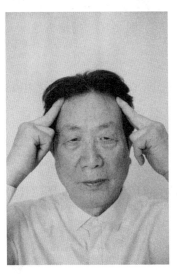

图3-9　指按头维

常见病症穴位按摩

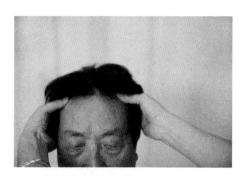

图 3-10 指推头维

4.印堂

(1)解析:印堂归于督脉(在 2006 年发布的国家标准《腧穴名称与定位》中,印堂穴由经外奇穴归至督脉)。有通鼻开窍、清利头目、镇静安神的作用,善治头痛、鼻渊、失眠等症。

(2)定位:两眉头中间(见图 3-11)。

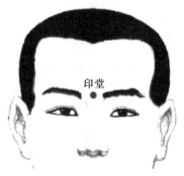

图 3-11 印堂

(3)主治:头晕目眩、失眠健忘、鼻炎等症。

（4）按摩方法：①点按：中指指腹按压穴位（见图 3-12）；②指推：拇指指腹从鼻子向额头方向推抹（见图 3-13）。

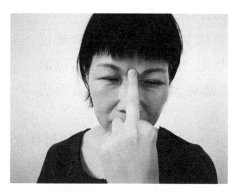

图 3-12　点按印堂

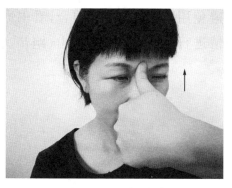

图 3-13　指推印堂

（三）日常照护

（1）生活起居：保证充足的休息和睡眠时间，

睡前不宜饱食、吸烟、饮浓茶和咖啡或做过量的运动。可行热水浴或用热水泡脚,降低大脑皮层兴奋性,使之尽快进入睡眠状态。

二维码3
头痛穴位
按摩

(2)情志护理:学会控制调节情绪,保持稳定、乐观的心理状态,以消除不良情绪对大脑神经的刺激而诱发头痛。

(3)饮食调护:应少食辛辣刺激性食物,少食煎、炸食物以及酪胺含量高的食物,如巧克力、乳酪、柑橘、酒精类食物,多食富含维生素 B_1 的谷类、豆类食物以及新鲜水果、蔬菜等。

(4)避免用脑过度:劳逸结合,看书时间不宜过长,酌情进行体育锻炼,如爬山、跑步、打球等,放松身心。

四、牙痛

▐▐▐ (一)概述

很多人都有过牙痛的经历，红、肿、热、痛，痛引耳门，夜不能寐，心烦不宁。"牙痛不是病，痛起来要人命"，牙痛常使人难以忍受。中医认为牙痛是由于外感风邪、胃火炽盛、阴虚火旺、龋齿，以及牙齿遇冷、热、酸、甜等刺激所致。胃火牙痛表现为疼痛剧烈，牙龈红肿，并且伴有口臭、舌红苔黄等胃热症状；虚火牙痛表现为牙齿隐隐作痛，常伴有腰酸、舌红苔少等阴虚火旺症状；风火牙痛是因牙齿遇冷、热、酸、甜等刺激引发，可能伴有恶寒发热等症状；龋齿牙痛则是虫蛀牙引起的牙痛。穴位按摩，可有效缓解牙痛。

▐▐▐ (二)特效穴按摩

1.合谷

(1)解析：合谷属于手阳明大肠经，是大肠经的原穴，为大肠原气输注、经过和留止于手部的部位。按摩合谷,具有疏风解表、通经活络、行气止痛的功效,其镇痛作用广泛。合谷为治牙痛要穴。

(2)定位:在手背第一、二掌骨间,当第二掌骨桡侧的中点处。简便取穴:一手的拇指指关节横纹放在另一手虎口上拇指尖下即是(见图4-1)。

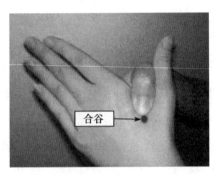

合谷

图4-1　合谷

(3)主治:齿痛面肿、发热头痛、目赤肿痛、脘腹胀痛等症。

(4)按摩方法:①指掐:用拇指指尖掐按穴位(见图4-2);②夹点:用拇指和食指夹点合谷穴,有强烈酸胀感为度(见图4-3)。

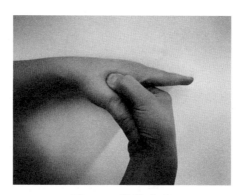

图 4-2　指掐合谷

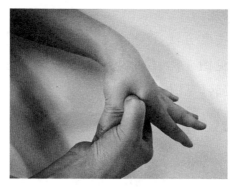

图 4-3　夹点合谷

2.颊车

（1）解析：颊车为足阳明胃经腧穴，具有祛风清热、消肿止痛、开关通络的功效，为泻胃火之要穴。指压此穴，对于下齿牙痛非常有效。

（2）定位：该穴在面颊部，下颌角前上方，咀嚼时肌肉隆起处（见图4-4）。

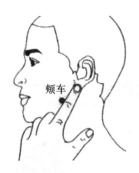

图 4-4　颊车

　　（3）主治：牙痛、面神经麻痹、腮腺炎、下颌关节炎等病症。

　　（4）按摩方法：①指按：双手拇指指腹用力按压穴位（见图 4-5）；②指揉：双手拇指揉按穴位并作环状旋转（见图 4-6）。

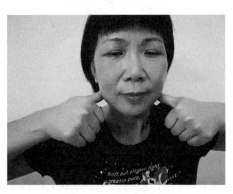

图 4-5　指按颊车

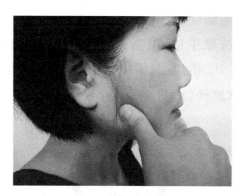

图 4-6　指揉颊车

3.下关

(1)解析:下关正当下颌关节处,是牙齿开合之机关,归属足阳明胃经,有消肿止痛、疏风清热、聪耳通络的功效,能有效缓解牙痛。

(2)定位:面部耳前方,当颧弓与下颌切迹所形成的凹陷中,闭口取穴(见图 4-7)。

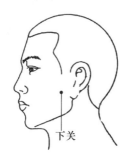

图 4-7　下关

(3)主治:牙痛、牙龈肿痛、下颌疼痛、牙关紧闭、面瘫等病症。

(4)按摩手法:①指按:双手中指或食指指腹用力按压;②指揉:双手中指或食指指腹揉按穴位并作环状旋转(见图4-8)。

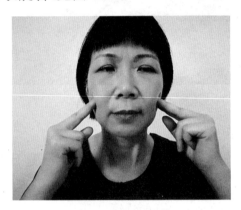

图4-8 指按下关

4.内庭

(1)解析:内庭属足阳明胃经,有清胃泻火、理气止痛作用。善治胃火上炎之牙痛、口臭、便秘等症。

(2)定位:内庭位于足背第二、三趾间缝纹中(见图4-9)。

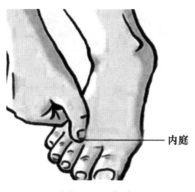

图 4-9　内庭

　　(3)主治:齿痛、咽喉肿痛、口歪、胃痛腹胀等病症,胃火牙痛时加用内庭穴按摩。

　　(4)按摩手法:①点按:用探针或牙签点按穴位(见图 4-10);②指掐:用拇指指尖掐按穴位(见图 4-11)。

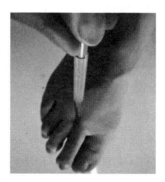

图 4-10　点按内庭

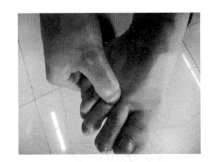

图 4-11 指掐内庭

（三）日常照护

（1）保持口腔清洁：养成"早晚刷牙，饭后漱口"的良好习惯。防止蛀牙、牙龈萎缩，保持龈下清洁。

（2）对因治疗：查找病因，牙痛时及时去医院检查，对症治疗。

二维码 4
牙痛穴位
按摩

（3）饮食调护：禁止进食坚硬及辛辣刺激动火的食物。睡前不宜吃糖、饼干等淀粉类食物。治疗期间多喝水，多吃蔬菜水果。

（4）平时保健：平时穴位按摩，每穴每次按摩3～5分钟，配合每天叩齿 300 下及行牙龈按摩。

（5）注意事项：孕妇牙痛合谷禁用，急性疼痛时可配合冷毛巾或冰袋、冰块冷敷。

五、眩晕

▌(一)概述

眩晕是中老年人常见的一种症状。眩是指视物昏花或眼前发黑;晕是指自感身体或外界景物旋转摆动,站立不稳。两者常同时发生,故统称为眩晕。轻度眩晕者闭目即止。重度眩晕者如坐车舟,或伴有恶心呕吐、心慌出汗,甚至昏眩欲倒等症状。中医认为,眩晕可由风、痰、虚引起,故有"无风不作眩""无痰不作眩""无虚不作眩"的说法。本病因气血亏虚、肾精不足致脑髓空虚,清窍失养,或肝阳上亢、痰火上逆、瘀血阻滞而扰动清窍发生眩晕,与肝、脾、肾三脏关系密切。通过穴位按摩能疏通经脉、益气升阳,从而有效改善症状。

▌(二)特效穴按摩

1.四神聪

(1)解析:四神聪为奇穴,如四路神仙各守一方。《太平圣惠方》载"神聪四穴,理头风目眩,狂乱疯痫,针入三分"。具有镇静安神,清头明目,醒脑开窍之功。

(2)定位:在百会前、后、左、右各旁开约 1 寸处,因共有四穴,故又名四神聪(见图 5-1)。

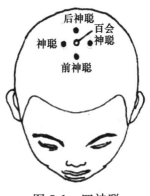

图 5-1　四神聪

(3)主治:头痛、眩晕、失眠、健忘、脑瘫、中风、癫痫等病症。

(4)按摩手法:①指啄:四指呈爪抬臂屈腕向下如鸟雀啄食有节奏地敲击(见图 5-2);②掌揉:双掌相叠,沿顺、逆时针按揉(见图 5-3)。

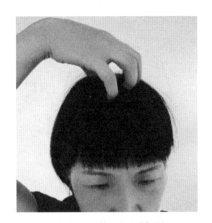

图 5-2　指啄四神聪

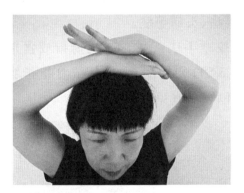

图 5-3　掌揉四神聪

2.听宫

（1）解析：听宫归属于手太阳小肠经，为手少阳、足少阳与手太阳经之会，具有通经活络、开窍聪耳的作用，是治疗耳部疾患之要穴。

（2）定位：面部，耳屏前，下颌骨髁状突的后

老年人康养照护技术

方,张口时呈凹陷处(见图 5-4)。

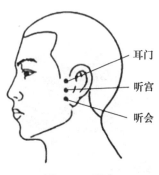

图 5-4　听宫

(3)主治:耳鸣、耳聋、目眩头昏、聤耳、牙痛、三叉神经痛、头痛等症。

(4)按摩手法:①指按:大拇指或食指指腹按压(见图 5-5);②指揉:大拇指或食指指腹按揉穴位并作环状旋转(见图 5-6)。

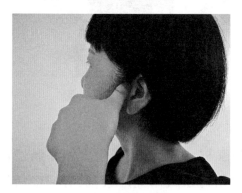

图 5-5　指按听宫

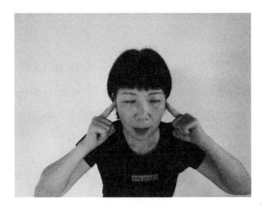

图 5-6 指揉听宫

3. 内关

（1）解析：内关是手厥阴心包经的常用腧穴之一，手厥阴经之络穴；八脉交会穴之一，通阴维脉。具有宁心安神、理气止痛、和胃和逆作用。"心胸内关谋"，说明其以主治心血管、神志及消化系统疾病见长。

（2）定位：腕横纹上 2 寸，掌长肌腱与桡侧腕屈肌腱之间（见图 5-7）。

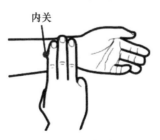

图 5-7 内关

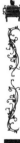

（3）主治：胸痛心悸、胃痛呕吐、失眠多梦、中风偏瘫等病症。

（4）操作方法：①点按：用大拇指指腹按压穴位（见图5-8）；②对掐：大拇指指尖按在内关穴，中指按在外关穴上，相互对掐（见图5-9）；③推摩：拇指指腹在内关上下推摩（见图5-10）。

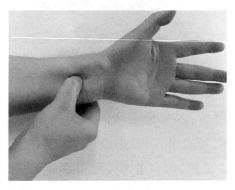

图5-8　点按内关

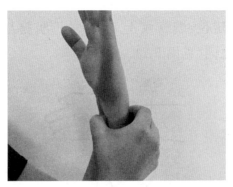

图5-9　对掐内关

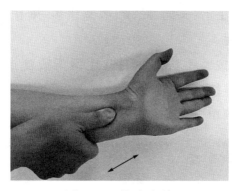

图 5-10　推摩内关

4. 丰隆

(1)解析:丰隆为足阳明胃经之络穴,有健脾化痰、和胃降逆、通络开窍的功效。善治痰阻清窍所致的头痛眩晕症,眩晕痰多者增加此穴按摩。

(2)定位:外踝尖上 8 寸,距胫骨前缘二横指(中指)(见图 5-11)。

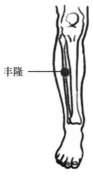

丰隆

图 5-11　丰隆

（3）主治：头痛、眩晕、咳嗽痰多、癫狂、下肢痿痹等病症。

（4）按摩手法：①点按：用拇指或食指指节或按摩棒重按（见图5-12）；②推擦：用手指指腹或指关节向下单方向推擦（见图5-13、图5-14）。

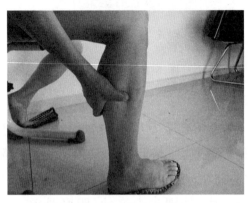

图 5-12　指按丰隆

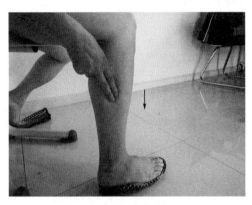

图 5-13　指腹推擦丰隆

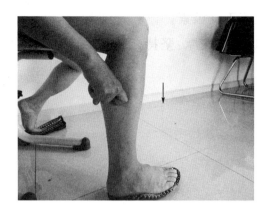

图 5-14　指节推擦丰隆

▌(三)日常照护

（1）起居有常：发作时卧床休息，闭目养神，环境宜清静，避免声光刺激，尽量不看窗外快速移动的景物。改变体位（如起坐、下床动作）时要缓慢，必要时有人扶持。

二维码 5
眩晕穴位
按摩

（2）饮食调养：饮食应以富有营养和新鲜清淡为原则。选择高维生素、高钙、低脂肪、低胆固醇、低盐饮食，如蛋类、瘦肉、青菜及水果。忌食肥甘辛辣之物，如肥肉、油炸物、酒类、辣椒等。

（3）情志护理：学会自我调节情绪，可以听听舒缓的音乐，分散心烦焦虑感，避免情绪激动、精神紧张等不良因素。

　　(4)穴位按摩:坚持穴位按摩,每穴每次 3～5分钟。

六、胃痛

(一)概述

胃痛是以上腹胃脘部近心窝处经常疼痛为主症的病症,兼见胃脘痞满、嗳气吐酸、纳呆、大便不调等症。病位在胃,涉及肝、脾。中医认为胃痛是由于外邪犯胃、饮食所伤、情志不畅、素体脾虚等原因使胃气阻滞、胃络瘀阻或胃失所养而导致疼痛。通过穴位按摩能起到理气止痛、健脾和胃的作用。

(二)特效穴按摩

1.中脘

(1)解析:本穴属任脉,为足阳明胃经募穴,有和胃健脾、理气祛湿之功效,是治疗消化系统疾病的第一要穴。

(2)定位:在上腹部,前正中线上,脐上4寸(见图6-1)。

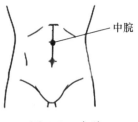

图 6-1　中脘

（3）主治：胃痛呕逆、肠鸣泄泻、腹胀便秘、便血等病症。

（4）按摩方法：①指点：食、中二指并拢用力点到中脘穴上，坚持数秒钟后松开（见图 6-2）；②掌揉：用掌心或掌根在穴位上顺、逆时针按揉。虚证者加艾灸或穴位敷贴（见图 6-3）。

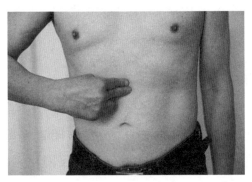

图 6-2　指点中脘

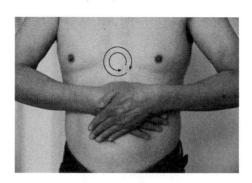

图 6-3 掌揉中脘

2. 梁门

(1)解析:为足阳明胃经的常用腧穴,具有和胃降逆、消化积滞的功效,是治疗中焦水湿和胃疾的主要穴位。

(2)定位:人体的上腹部,脐上 4 寸,距前正中线旁开 2 寸(见图 6-4)。

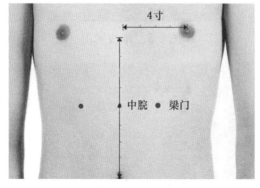

图 6-4 梁门

(3)主治:纳少、胃痛、呕吐、食欲不振、腹胀泄泻、胃下垂等疾。

（4）按摩方法：①指按：用拇指或食、中二指指腹按压穴位（见图6-5）；②指揉：拇指或食、中二指指腹顺时针、逆时针揉按穴位（见图6-6）；③掌推：双手掌重叠置于腹部，从右肋弓推至左肋弓，再回到右肋弓（见图6-7、图6-8）。

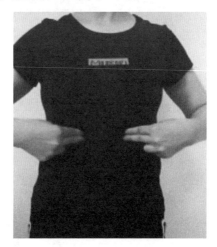

图6-5　指按梁门

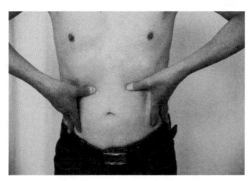

图6-6　指揉梁门

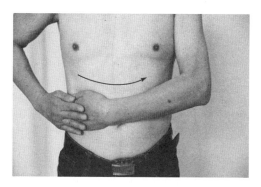

图 6-7　右掌推梁门

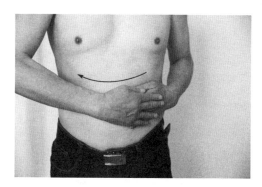

图 6-8　左掌推梁门

3.足三里

（1）解析:属足阳明胃经的合穴,是常用的防病保健、抗衰老的要穴。"肚腹三里留",经常按摩足三里有健脾和胃、补中益气、运化水湿、扶正祛邪、延年益寿的作用。

（2）定位:当犊鼻下 3 寸,距胫骨前缘一横指（中指）（见图 6-9、图 6-10）。

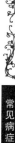

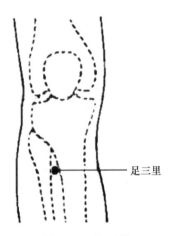

足三里

图 6-9　足三里

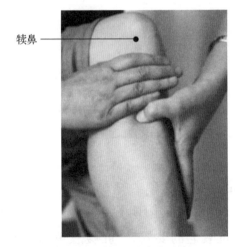

犊鼻

图 6-10　足三里取穴方法

（3）主治：胃痛、呕吐呃逆、腹胀腹痛、消化不良、泄泻便秘等病症。

（4）按摩手法：①点按：两手拇指指端或按摩

棒用力按压(见图 6-11);②指揉:拇指指腹揉按穴位并作环状旋转(见图 6-12);③指推:用拇指或食指向上推擦(见图 6-13)。

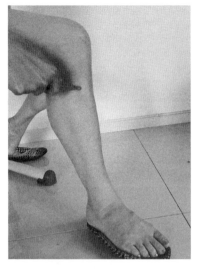

图 6-11　点按足三里

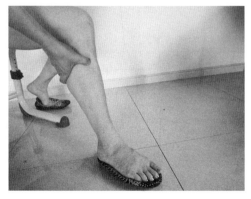

图 6-12　指揉足三里

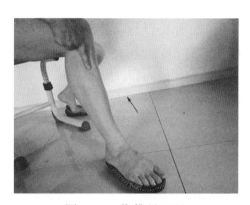

图 6-13 指推足三里

4. 梁丘

（1）解析：梁丘是足阳明胃经之郄穴，具理气和胃、通经活络的功效，是临床治疗急性胃痛、胃痉挛的特效穴。

（2）定位：髌骨外上方 2 寸（见图 6-14）。

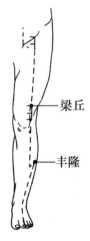

梁丘

丰隆

图 6-14 梁丘

（3）主治：急性胃痛（胃痉挛绞痛）、腹泻、膝胫痹痛等症。

（4）按摩方法：①指压：拇指指腹按压穴位（见图6-15）；②指揉：拇指指腹揉按穴位并作环状旋转（见图6-16）。

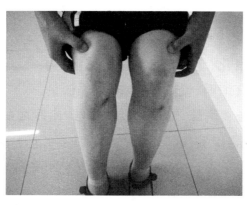

图6-15　指压梁丘

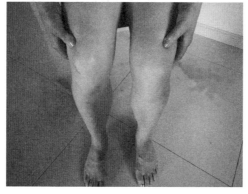

图6-16　指揉梁丘

▌▌▌(三)日常照护

（1）生活起居：室内安静整洁，空气清新，温度、湿度适宜，生活规律，保证睡眠时间，急性发作时宜卧床休息。

二维码6
胃痛穴位
按摩

（2）饮食护理：饮食以质软、少渣、易消化、定时进食、少量、多餐为原则；宜细嚼、慢咽，减少对胃黏膜的刺激；忌食辛辣、肥甘、过咸、过酸、生冷之品，戒烟酒、浓茶、咖啡。

（3）情志护理：保持乐观情绪，消除紧张、恐惧等不良情绪的影响。

（4）运动按摩：坚持运动锻炼和穴位按摩，每个穴位按摩3～5分钟，至局部酸胀为宜。

七、便秘

(一) 概述

　　便秘是指大便次数减少或粪便干结,排便不畅,常伴有左下腹胀闷不适、上腹饱胀、肠鸣排气增多等症状。长期便秘会影响大脑功能,诱发心、脑血管疾病,导致肠瘤和肛肠疾患,使胃肠神经功能紊乱,对人体的危害极大。60岁以上的老年人近三分之一患有便秘。中医认为,便秘是肠道的传导功能、脾胃的升降纳运以及肾的温煦气化功能失常,使粪便在肠内滞留过久,秘结不通所致。穴位按摩能有效缓解便秘症状。

(二)特效穴按摩

1.天枢

　　(1)解析:属足阳明胃经,大肠之募穴,有调理脾胃、理气健脾、通经活络之效,既止泻又通便,既补血又排毒。

　　(2)定位:平脐中,在脐旁2寸(见图7-1)。

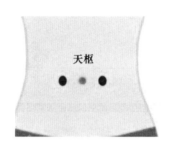

图 7-1　天枢

（3）主治：既治便秘，又治泄泻、腹胀肠鸣、绕脐痛、痢疾等病症。

（4）按摩手法：①指按：用拇指指腹用力按压至局部酸胀（见图 7-2）；②指揉：用拇指指腹顺时针、逆时针揉摩穴位；③掌擦：双手掌根在天枢穴上下来回推擦，至局部发热（见图 7-3）。

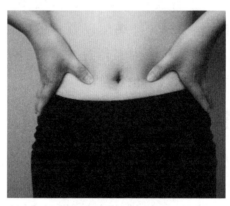

图 7-2　指按天枢

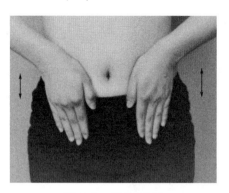

图 7-3　掌擦天枢

2.支沟

(1)解析:为手少阳三焦经穴位,具有通三焦经脉及润肠通腑的作用,是治疗便秘的有效穴。

(2)定位:腕背横纹上 3 寸,尺骨与桡骨之间(见图 7-4)。

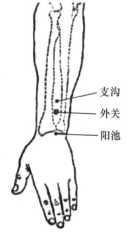

图 7-4　支沟

（3）主治：便秘、耳聋、耳鸣、肩背酸痛、胁肋痛、呕吐、热病等病症。

（4）按摩方法：①指掐：用拇指指尖垂直由轻至重按压穴位（见图7-5）；②指揉：用拇指指腹或者食、中二指揉按穴位并作环状旋转（见图7-6）。

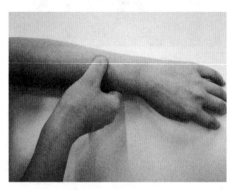

图7-5 指掐支沟

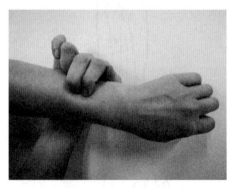

图7-6 指揉支沟

3.大肠俞

（1）解析：是足太阳膀胱经的腰部腧穴，为大肠经经气转输之处,具有疏调肠胃、理气化滞的功效,是治大肠腑病变及腰痛的经验穴。

(2)定位:第 4 腰椎棘突下,旁开 1.5 寸(见图 7-7)。

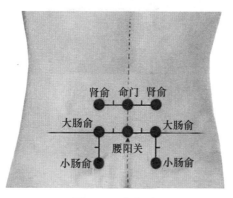

图 7-7　大肠俞

(3)主治:腹胀便秘、肠鸣腹痛、腰腿痛等症。

(4)按摩手法:①指按:拇指在后,四指在前,拇指指腹用力按压穴位(见图 7-8);②指揉:用拇指指腹揉按穴位并作环状旋转;③掌摩:双手搓热放于穴位上上下摩擦(见图 7-9)。

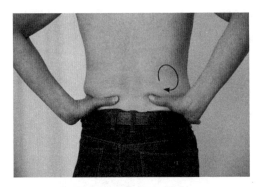

图 7-8　指按大肠俞

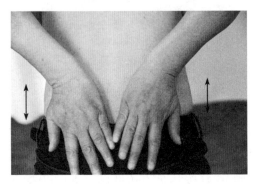

图 7-9　掌摩大肠俞

▌▌▌（三）日常照护

（1）饮食调护：多食富含粗纤维和具有润肠通便的食物，如粗粮、蔬菜、水果等。忌辛辣刺激性食物，如辣椒、芥末、胡椒、浓茶、咖啡等。

（2）多喝水：每天饮 8～10 杯水，尤其晨起喝杯温开水。

（3）起居有常：作息有规律，养成良好的排便习惯，定时排便，排便时集中注意力，不看手机、报纸等。

二维码7
便秘穴位
按摩

（4）运动按摩：加强活动锻炼，避免久坐。坚持穴位按摩、掌摩全腹以及散步、慢跑、打太极拳等运动促进肠蠕动。

（5）调畅情志：心情舒畅有助于胃肠的正常蠕动。

常见病症穴位按摩

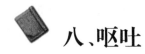

八、呕吐

(一) 概述

呕吐是由于胃失和降,胃气上逆以致引起食物及痰涎从口吐出的病症,是多种急慢性疾病常见的症状之一。历代医家以有声有物胃之"呕";有物无声谓之"吐";有声无物谓之"哕";临床实践中呕与吐是很难截然分开的,故一般称为呕吐。呕吐一症,病位在胃,涉及肝、脾,还当详辨虚实。实症多由外邪、饮食所伤,发病较急,病程较短;虚症多为脾胃运化功能减退,发病缓慢,病程较长。现代医学中的许多疾病,都会引起此症。穴位按摩能有效缓解症状。

(二)特效穴按摩

1.巨阙

(1)解析:属任脉,心之募穴。本穴位处胸腹交接处的凹陷部位,具有宽胸化滞、清心宁神的功效,能解除呕吐泛酸、胃积食或胃痉挛等症。

（2）定位：脐上6寸。简便取穴：中脘穴与胸剑联合部中点处（见图8-1）。

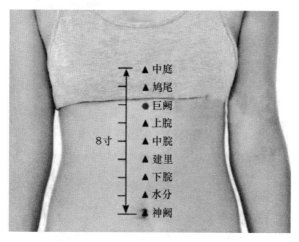

图8-1　巨阙

（3）主治：呕吐呃逆、泛酸、胃痛腹胀、胸痛惊悸、咳嗽等症。

（4）按摩手法：①指压：中指指尖反复按压（见图8-2）；②指揉：手指指腹揉按（见图8-3）；③推摩：两指或两掌相叠朝心窝方向推摩（见图8-4）。

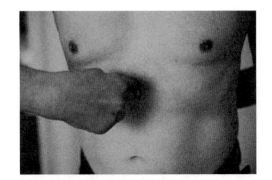

图 8-2　指压巨阙

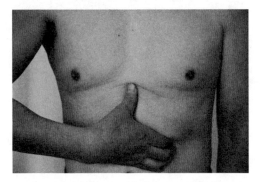

图 8-3　指揉巨阙

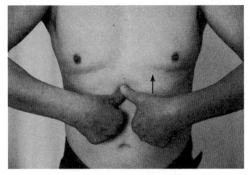

图 8-4　指摩巨阙

2.足三里

(1)解析:归属足阳明胃经,有调节机体免疫力、增强抗病能力、调理脾胃、补中益气等功效,能理上、理中、理下三部之症,故称"三里"。

(2)定位:犊鼻穴下 3 寸,距胫骨前嵴一横指(中指)处(见图 6-9、图 6-10)。

(3)主治:食欲不振、呕吐、胃下垂、便痢、腹部胀满等一切胃肠、腹部不适之症。

(4)按摩手法:①指按:两手拇指指端用力按压;②指揉:拇指指腹揉按穴位并作环状旋转;③指推:用拇指或食指向上推擦(见图 6-11、图 6-12、图 6-13)。

3.厉兑

(1)解析:厉兑与足阳明胃经体内经脉相通,故为胃经井穴。具有开窍醒神、清热和胃、通经活络功效。善治心窝不适、恶心反胃等症。

(2)定位:在足第 2 趾末节外侧,距趾甲角 0.1寸(见图 8-5)。

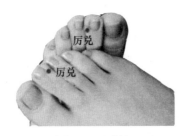

图 8-5 厉兑

（3）主治：恶心呕吐、心窝不适、咽喉肿痛、牙痛、鼻衄、足背肿痛等症。

（4）按摩手法：①点按：用探针或牙签点按穴位（见图 8-6）；②指掐：用拇指指尖掐按穴位（见图 8-7）。

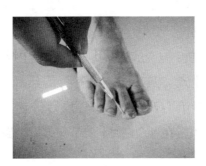

图 8-6 点按厉兑

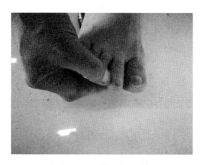

图 8-7 指掐厉兑

(三)日常照护

(1)生活起居:保持居室环境安静、整洁、空气新鲜。注意保暖,避免腹部受风寒。呕吐物应及时清除,并清洁、消毒被污染的衣被。

(2)饮食护理:养成良好的饮食习惯,注意饮食卫生和饮食调摄,避免饥饱无度,生冷不忌,恣食厚味。呕吐严重者应食流质或半流质食物。

二维码 8
呕吐穴位
按摩

(3)情志护理:帮助患者去除或克服紧张、恐惧等不良情绪的影响,保持乐观情绪。

(4)运动按摩:坚持运动锻炼和穴位按摩,每个穴位按摩 3~5 分钟,至局部酸胀为宜。

(5)辅助止吐:保持大便通畅,使腑气通顺,浊气下降。

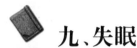

九、失眠

▌▌(一)概述

中医称失眠为"不得眠""不得卧""目不瞑""不寐",是指以经常不能获得正常睡眠为特征的一种病症。不寐的病症轻重不一,轻者有入睡难,入睡容易醒,醒后不能再入睡,也有时睡时醒,噩梦纷扰,严重者则整夜不能入睡,并伴有次日疲倦乏力、头昏脑涨、反应迟钝、心悸健忘等症。形成失眠的原因很多,中医认为引起失眠的病因主要有:情志内伤,肝郁化火;思虑过度,内伤心脾;暴饮暴食,胃中不和;肾阴亏虚,心肾不交;心虚胆怯,心神不宁等。调查显示,50%左右的老人对睡眠不满意。通过按摩可有效摆脱失眠的困扰。

▌▌(二)特效穴按摩

1. 安眠穴

(1)解析:安眠穴是常用的经外奇穴,此穴能平肝息风、宁神定志,有效舒缓紧张的情绪,帮助入睡。

（2）定位:翳风（耳后凹陷处）与风池（枕骨下凹陷处）连线的中点（见图9-1）。

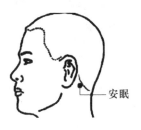

图9-1　安眠穴

（3）主治:治疗失眠心慌、头晕头痛、烦躁、耳鸣、高血压等病症。

（4）按摩手法:①指压:双手食指指腹按压穴位（见图9-2）;②指揉:双手拇指按揉穴位并作环状旋转（见图9-3）。

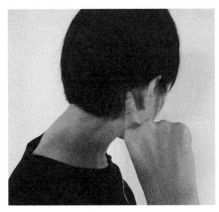

图9-2　指按安眠穴

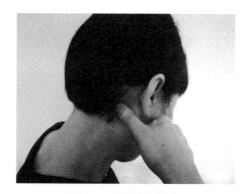

图 9-3　指揉安眠穴

2. 神门

（1）解析：神门是手少阴心经的原穴，此穴乃心气出入之门户，能补益心气、安定心神、泻热除烦，为治疗失眠的特效穴位。

（2）定位：腕横纹尺侧端，尺侧腕屈肌腱的桡侧凹陷处（见图 9-4）。

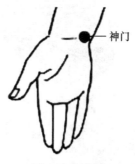

图 9-4　神门

（3）主治：失眠多梦、心烦、惊悸、怔忡、健忘、痴呆、癫痫、晕车等病症。

（4）按摩手法：①点压：用探针或发夹点按穴位（见图9-5）；②指掐：用拇指指尖掐按穴位（见图9-6）。

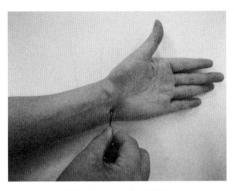

图9-5　点按神门

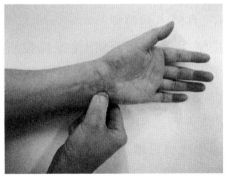

图9-6　指掐神门

3.三阴交

（1）解析：三阴交是足太阴脾经的穴位，此穴乃足三阴经(肝、脾、肾)的交会穴,故能通调肝脾肾三经之经气,达到健脾、益肾、养肝的作用,使精血充足,心神得养,则神志安宁。

(2)定位:小腿内侧,内踝尖直上 3 寸,胫骨后侧(见图 9-7)。

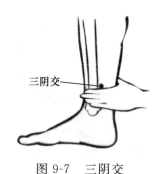

三阴交

图 9-7　三阴交

(3)主治:心悸失眠、健忘、肠鸣腹泻、腹胀纳减、高血压、月经不调等症。

(4)按摩手法:①点压:用按摩棒按压穴位(见图 9-8);②指揉:拇指按揉穴位并作环状旋转(见图 9-9);③拳叩:虚拳轻轻叩击穴位(见图 9-10)。左右脚交替进行。阴虚火旺型,可以增加揉捏太溪穴,肝郁化火型可增加按摩涌泉穴。

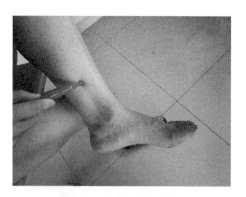

图 9-8　点按三阴交

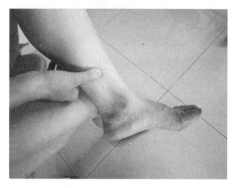

图 9-9　指揉三阴交

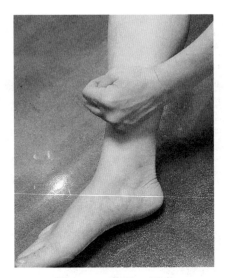

图 9-10　拳叩三阴交

▮▮▮（三）日常照护

（1）生活起居：养成良好的生活习惯，定时作息。创造舒适的睡眠环境，床铺保持清洁、干燥、舒适，枕头高度适中，居室内空气流通，温度适宜，光线柔和，避免各种噪声。睡前勿看喜剧或有刺激性的电视、电影节目。热水泡脚促进睡眠。

二维码 9
失眠穴位
按摩

（2）饮食护理：饮食宜清淡可口，忌辛辣、黏腻之品，晚餐不宜过饱，睡前不宜进食或饮浓茶、咖啡等。

（3）情志护理：注意精神调摄，喜怒有节，解除烦恼，消除思想顾虑，从而维持良好的心情。

（4）适量运动：劳逸结合，平时坚持适宜的体育锻炼，增强体质，坚持睡前自我按摩，促进睡眠。

（5）勿盲目服用安眠药，防药物成瘾。

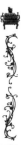

常见病症穴位按摩

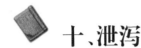 **十、泄泻**

(一)概述

泄泻是以大便次数增多,粪质稀薄或水样便为临床特征的一种胃肠道病症。大便溏薄而势缓者为泄,大便清稀如水而直下者为泻,现统称为泄泻。泄泻常兼有脘腹不适、腹胀腹痛肠鸣、食少纳呆、小便不利等症状。起病或缓或急,常有反复发作史。致泻的病因主要有感受外邪、饮食所伤、情志失调、脾胃虚弱、命门火衰等,这些病因导致脾虚湿盛,脾失健运,大小肠传化失常,升降失调,清浊不分而成泄泻。中医药治疗和穴位按摩对腹泻有比较好的疗效。

(二)特效穴按摩

1.神阙

(1)解析:神阙在脐中央,别称脐中、气舍、气合,属任脉。神阙穴内连肠腑,有培元固本、回阳救脱、和胃理肠的功效,可治急慢性腹泻,对慢性腹泻效果尤好。

（2）定位：脐窝正中（见图10-1）。

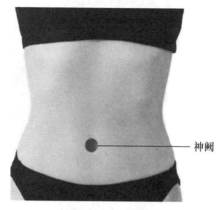

图10-1　神阙

（3）主治：腹痛、泄泻、脱肛、水肿、虚脱等症。

（4）按摩手法：①掌按：焐热双手后，双掌叠放于肚脐按压（见图10-2）；②掌摩：双掌叠放于肚脐沿顺时针、逆时针揉转（见图10-3）。另外，可于脐眼上纳炒盐，或外敷姜片灸之（见图10-4）。

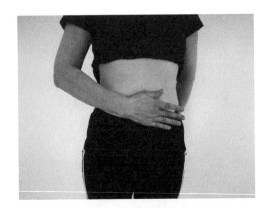

图 10-2　掌按神阙

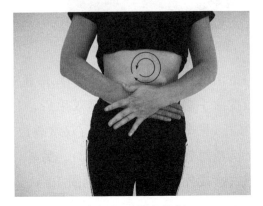

图 10-3　掌摩神阙

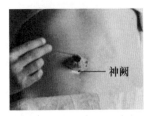

图 10-4　隔姜(盐)灸神阙

2. 大肠俞

详见"便秘"中大肠俞穴的内容。

3. 下巨虚

(1)解析:下巨虚属足阳明胃经,为小肠经之下合穴,"合治内腑"。有调理肠胃、清湿热、通经络、安神志、化积滞的作用。善治小肠诸疾。

(2)定位:下巨虚穴位于小腿前外侧,犊鼻穴下 9 寸,距胫骨前缘一横指(中指)(见图 10-5)。

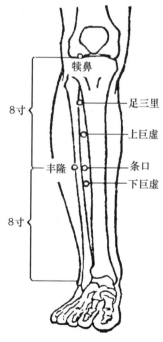

图 10-5 下巨虚

（3）主治：小腹痛、泄泻、痢疾、乳痈、下肢痿痹等。

（4）按摩手法：①指按：食、中二指指腹按压下巨虚（见图10-6）；②指揉：拇指指腹按揉并作环状旋转（见图10-7）；③指推：用拇指或食指在穴位上下推擦（见图10-8）。

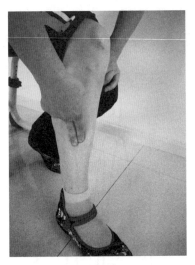

图 10-6　指按下巨虚

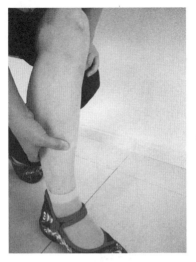

图 10-7　指揉下巨虚

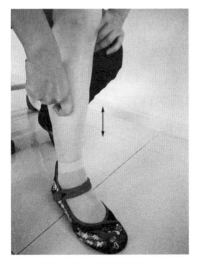

图 10-8　指推下巨虚

4.下痢穴

(1)解析：下痢穴为经外奇穴，顾名思义对治疗腹痛下痢有奇效。

(2)定位：足背部位，大蹋趾和第2趾中间向里2厘米处(见图10-9)。

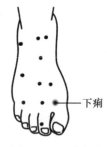

图 10-9 下痢穴

(3)主治：是治疗腹泻下痢的特效穴。

(4)按摩手法：①指压：拇指用力点压穴位(见图 10-10)；②指推：拇指或食指指腹向足背方向上下推擦(见图 10-11)。

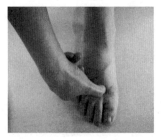

图 10-10 指压下痢穴

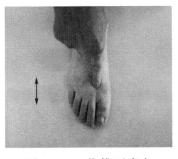

图 10-11　指推下痢穴

（三）日常照护

（1）生活起居：居室宜清洁整齐，温暖干燥。作息有规律。注意保暖，尤应护腰腹，避免受寒。

（2）饮食调护：以既保证营养供给，又不加重肠胃负担为原则。腹泻重时进流食，多饮水。平时注意饮食有节，不暴饮暴食。讲究食品卫生，食物生熟分开，避免污染。

（3）情志护理：建立良好生活方式，消除紧张情绪。

（4）穴位按摩：每穴每次按摩 3～5 分钟，可结合温热疗法。

二维码 10
泄泻穴位
按摩

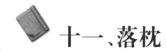

十一、落枕

▌▌▌(一)概述

　　落枕又称失枕,睡前无任何不适,睡醒后出现一侧颈部僵硬,疼痛酸胀,颈部活动受限,头部歪向一侧。引起落枕的原因主要有两个方面:一是肌肉扭伤,如夜间睡姿不良,或因睡眠时枕头不合适,使头颈长时间处于过伸或过屈状态,引起颈部一侧肌肉紧张,气血运行不畅,致局部疼痛不适,动作受限;二是睡眠时受寒,使颈背部气血凝滞,筋络痹阻,以致僵硬疼痛,动作不利。另外,颈部外伤和颈椎病患者,稍感风寒或睡姿不良,亦可引发本病。治疗当疏通经络,解除痉挛。通过特效穴按摩可以治疗之。

▌▌▌(二)特效穴按摩

　　1.肩外俞

　　(1)解析:本穴为手太阳小肠经腧穴,有舒筋活络、祛风止痛作用。按摩此穴对缓解颈肩背痛十分有效,是治疗颈椎病和落枕的首选穴位。

（2）定位:在第一胸椎棘突下旁开 3 寸（见图 11-1）。

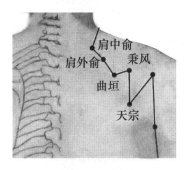

图 11-1　肩外俞

（3）主治:落枕、肩背酸痛、颈椎病、颈项强急、肘臂冷痛、肌肉酸痛等症。

（4）按摩手法:①指按:用指腹按压肩外俞穴（见图 11-2）;②指揉:用指腹按揉穴位并做环状运动（见图 11-3）;③叩拍:虚掌或虚拳叩拍穴位（见图 11-4、图 11-5）。

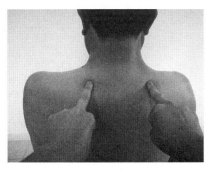

图 11-2　指按肩外俞

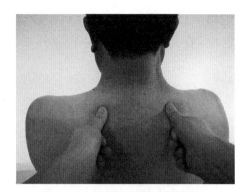

图 11-3　指揉肩外俞

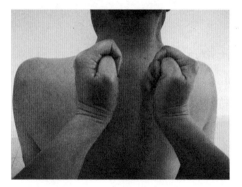

图 11-4　拳叩肩外俞

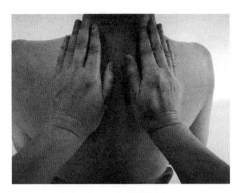

图 11-5　掌拍肩外俞

2.肩井

(1)解析:肩井为足少阳胆经腧穴,有祛风清热、活络消肿作用,是治疗肩背疼痛、上肢不遂的常用穴。

(2)定位:当大椎穴与肩峰端连线的中点(见图 11-6)。

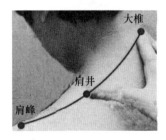

图 11-6　肩井

(3)主治:肩背痹痛、上肢不遂、颈项强痛、瘰疬、乳痈、乳汁不下、难产等病症。

（4）按摩手法：①指按：拇指指腹按压肩井（见图 11-7）；②拿捏：以大拇指和四指相对用力，提拿肩井（见图 11-8）；③叩击：虚拳或虚掌击对侧肩井（见图 11-9）。

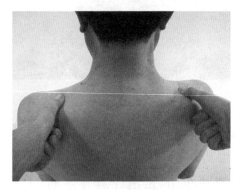

图 11-7　指按肩井

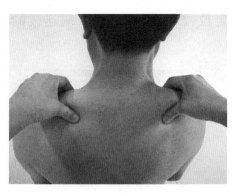

图 11-8　拿捏肩井

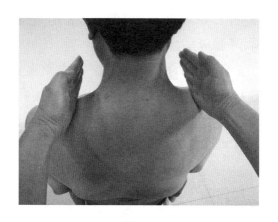

图 11-9　掌击肩井

3.后溪

(1)解析:后溪为手太阳小肠经的腧穴,又为八脉交会穴之一,通于督脉,是治疗颈项痛的常用穴。

(2)定位:微握拳,第 5 掌指关节尺侧近端掌横纹头赤白肉际中(见图 11-10)。

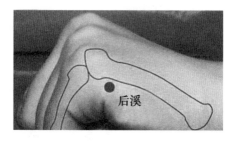

图 11-10　后溪

（3）主治：颈项强直、肩背痛、落枕、急性腰扭伤、耳鸣、耳聋等病症。

（4）按摩手法：①点压：用探针或发夹点按穴位（见图 11-11）；②指掐：用拇指指尖掐按穴位（见图 11-12）；③拳击：握虚拳，两手对叩或轻轻叩击桌面（见图 11-13、图 11-14）。

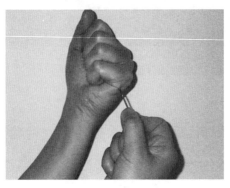

图 11-11　点压后溪

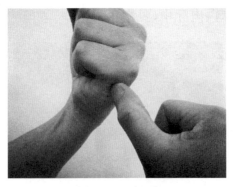

图 11-12　指掐后溪

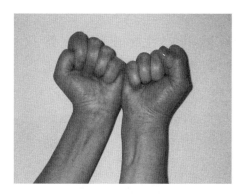

图 11-13　双拳对叩后溪

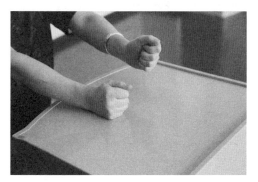

图 11-14　双拳击桌叩后溪

‖‖(三)日常照护

(1)颈部保护:注意睡眠姿势,选择适宜的床垫(颈椎病患者宜睡木板床、棕绷床)和合适的枕高(10~12 厘米)。秋冬季节注意对颈部保暖,夏天空调温度不宜太低,尤其空调冷风不宜直接吹颈肩部位。

（2）正确用颈：生活中颈部保持正确姿势，避免低头时间过长、快速低头和转头。

二维码 11
落枕穴位
按摩

（3）功能锻炼：加强颈部功能锻炼，也可用毛巾热敷或红花油辅助擦揉。

（4）穴位按摩：每穴每次按摩 3～5 分钟，早晚各一次，消除酸痛与紧张。

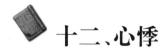

十二、心悸

(一) 概述

　　心悸就是通常说的心慌,指人们主观上对心脏跳动感到不适,自觉心中悸动甚至不能自主的一类症状。心悸因惊恐、劳累而发,时作时止,不发时如常人,病情较轻者为惊悸;若终日悸动,稍劳尤甚,全身情况差,病情较重者为怔忡。中医认为心悸多因外感或内伤,致气血阴阳亏虚,心失所养;或痰饮瘀血阻滞,心脉不畅所致。治疗当以温阳益气、活血理气为主,结合穴位按摩能有效缓解症状。

(二)特效穴按摩

　　1.膻中

　　(1)解析:膻中属于任脉,是心包募穴和八会穴之一,又名气会。具有宽胸理气、活血通络、清肺止喘、舒畅心胸等功能,为理气降逆定悸的要穴。

（2）定位：两乳头连线与胸骨中线的交点（见图 12-1）。

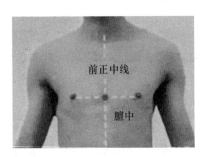

图 12-1　膻中

（3）主治：胸痹心痛、腹部疼痛、心悸、心烦、呼吸困难、呃逆、咳嗽等症。

（4）按摩手法：①指推：用拇指指腹自下而上推擦膻中穴（见图 12-2）；②掌揉：用掌根或鱼际进行环状按揉（见图 12-3）；③拳叩：用虚掌按摩或虚拳叩击穴位（见图 12-4）。

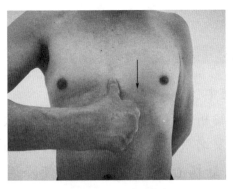

图 12-2　指推膻中

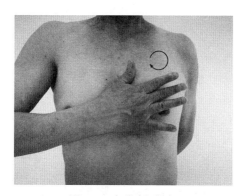

图 12-3　掌揉膻中

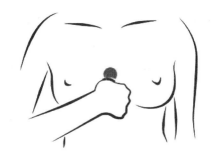

图 12-4　拳叩膻中

2.内关

详见"眩晕"中内关穴位按摩方法。

3.少冲

(1)解析:少冲为手少阴经的井穴,具有生发心气、清热息风、醒神开窍的功效。按压此穴对心脏疾患、热病昏迷等症具有良好的缓解作用。

(2)定位:小指末节桡侧,指甲角旁0.1寸(见

图 12-5)。

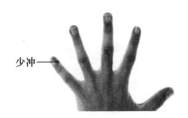

少冲 ——

图 12-5　少冲

（3）主治：心痛、心悸、胸痛、胸胁痛、发热、昏迷、晕厥、癫狂等症。

（4）按摩手法：①点压：用探针或发夹点按穴位（见图 12-6）；②指掐：用拇指指尖掐按穴位（见图 12-7）；③拿捏：用拇指和食指拿捏小指两侧（见图 12-8）。

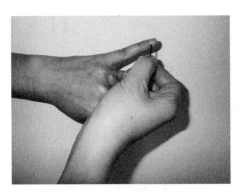

图 12-6　点压少冲

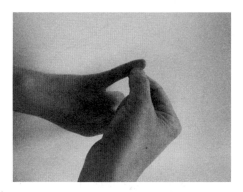

图 12-7　指掐少冲

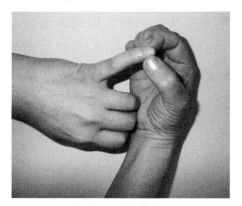

图 12-8　拿捏少冲

4.心俞

（1）解析：心俞属足太阳膀胱经，是心气转输于后背体表的部位而得名。具有宁心安神、宽胸理气、通络安神的作用，是治疗心疾的要穴。

（2）定位：肩胛骨内侧，第5胸椎棘突下旁开1.5寸（见图12-9）。

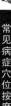

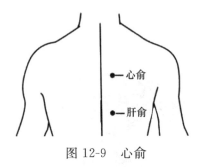

图 12-9　心俞

（3）主治：心痛、惊悸、胸闷气短、失眠、健忘、癫痫等心与神志病变。

（4）按摩手法：①指按：用两手拇指指腹按压心俞穴(见图 12-10)；②指揉：拇指指腹按揉穴位并做环状运动；③叩击：用拳或按摩棒叩击穴位(见图 12-11、图 12-12)。

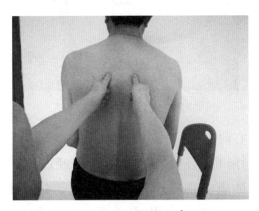

图 12-10　指按心俞

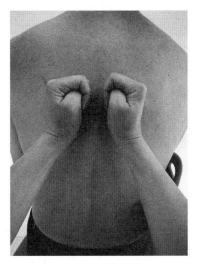

图 12-11　拳叩心俞

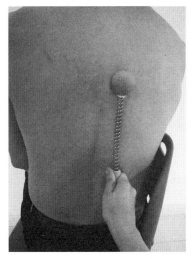

图 12-12　小球击打心俞

常见病症穴位按摩

▐▌▌（三）日常照护

（1）生活起居：居室环境安静，温、湿度适宜。作息有规律，不宜过度劳累，避免突然的高声、噪声干扰。注意预防感冒。

（2）饮食有节：宜进食营养丰富而易消化吸收的食物，宜低脂、低盐饮食，忌烟酒、浓茶、咖啡及辛辣食品。

（3）情志调护：精神乐观，情绪稳定，避免惊恐刺激，不看紧张刺激的电视、球赛等。

（4）适当运动：轻症可从事适当体力活动和运动，避免剧烈活动。重症应卧床休息。

（5）穴位按摩：每穴每次按摩3～5分钟。

二维码12
心悸穴位
按摩

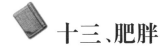

十三、肥胖

(一) 概述

肥胖通用的评定标准为体重指数(BMI),当BMI超过 28 千克/米^2 为肥胖。

肥胖是由于先天禀赋因素、过食肥甘以及久卧久坐、运动量不足等引起的以气虚痰湿偏盛为主的一类病症。肥胖一般分为单纯性与继发性两种。前者是指过多的能量以脂肪形式储存于体内;后者是指脑垂体前叶功能降低,性腺或甲状腺功能减退等造成的脂肪积聚。肥胖的人体态笨重,活动不便,身体各器官的负荷增加,可引起腰痛、关节痛、消化不良、气喘,甚至心理障碍、内分泌失调、性功能减退,还可诱发动脉硬化、冠心病、高血压、糖尿病、胆石症及脂肪肝等。穴位按摩有较好的减肥效果,而且不会产生副作用。

(二)特效穴按摩

1. 公孙

(1)解析:公孙属足太阴脾经,足太阴之络穴,八脉交会穴之一,通冲脉。有联络脾胃二经各部气血的作用。此穴有健脾益胃、通调冲脉、消除痞疾之功。

(2)定位:在足内侧缘,当第1跖骨基底的前下方(见图13-1)。

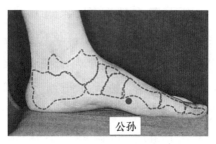

图 13-1 公孙

(3)主治:肥胖症、呕吐、腹痛、腹泻、痢疾等脾胃肠腑病症。

(4)按摩方法:①点压:用探针或发夹点按穴位(见图13-2);②指掐:用拇指指尖掐按穴位(见图13-3);③推擦:用拇指指腹用力来回推擦(见图13-4)。

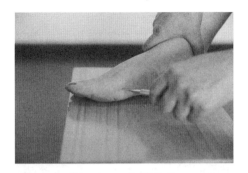

图 13-2 点压公孙

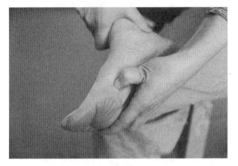

图 13-3 指掐公孙

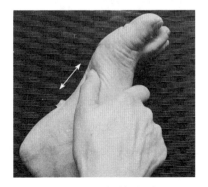

图 13-4 推擦公孙

2. 滑肉门

（1）解析：滑肉门属足阳明胃经。具有运化脾土、疏肝平肝、清心开窍功效，有较好的减肥效果。

（2）定位：肚脐上1寸，旁开2寸的位置（见图13-5）。

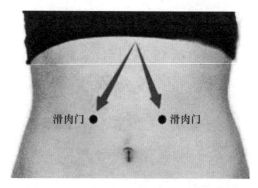

图 13-5　滑肉门

（3）主治：肥胖症、慢性胃肠病、胃痛、呕吐、呃逆、肠鸣、泄泻、癫狂等病症。

（4）按摩手法：①指按：食指、中指、无名指三指指尖垂直下按数秒后放松，如此反复（见图13-6）；②指揉：指腹按揉穴位并做环状运动（见图13-7）；③掌推：用掌根从上往下来回推擦穴位（见图13-8）。注意：揉按此穴时，有打嗝、放屁以及肠胃蠕动或轻泻等现象，都属于正常反应。

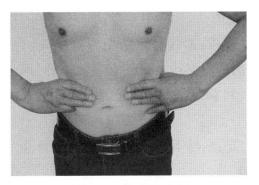

图 13-6 指按滑肉门

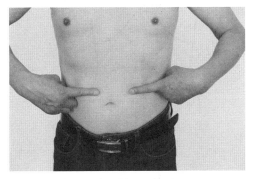

图 13-7 指揉滑肉门

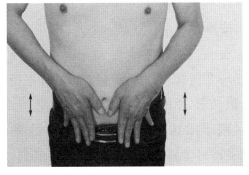

图 13-8 掌推滑肉门

3.水道

(1)解析:本穴为足阳明胃经腧穴,为胃经水液通行的道路而得名。具有利水消肿、调经止痛、清湿热、利膀胱的作用,配阴陵泉治全身水肿型肥胖。

(2)定位:脐下 3 寸,距前正中线旁开 2 寸(见图 13-9)。

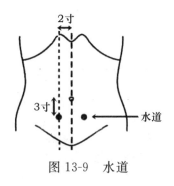

图 13-9　水道

(3)主治:肥胖症、小腹胀痛、小便不利、遗尿、便秘、月经不调等病症。

(4)按摩手法:①点按:食指、中指、无名指三指指尖垂直下按数秒后放松,如此反复(见图 13-10);②指揉:食指、中指、无名指三指指腹或拇指指腹按揉穴位并做环状运动(见图 13-11);③斜擦:两手掌按水道穴上,向小腹处来回斜擦(见图 13-12);④抖动:两手掌抱于水道穴,轻轻震颤腹部(见图 13-13)。

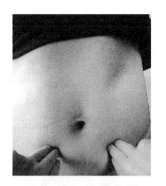

图 13-10　点按水道

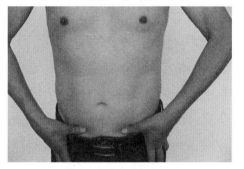

图 13-11　指揉水道

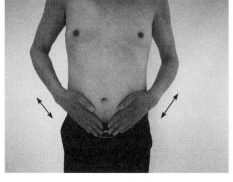

图 13-12　斜擦水道

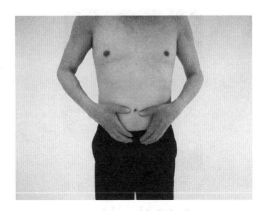

图 13-13　抖动水道

4.阴陵泉

(1)解析:本穴属足太阴脾经,具有清利湿热、健脾理气、益肾调经、通经活络等功效,能修饰曲线,恢复窈窕,促进肠胃功能恢复,促进代谢等。

(2)定位:小腿内侧,膝下胫骨内侧凹陷中(见图 13-14)。

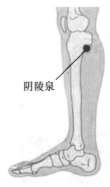

阴陵泉

图 13-14　阴陵泉

（3）主治：腹水、腹痛、腹胀、腹泻、食欲不振、腰腿痛、尿闭等症。

（4）按摩手法：①点按：拇指或食指、中指指尖垂直点按穴位（见图 13-15）；②指揉：拇指指腹按揉穴位并做环状运动（见图 13-16）；③指推：弯曲食指上下推擦（见图 13-17）。

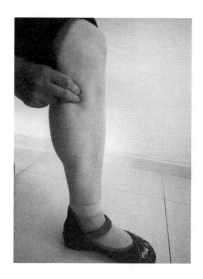

图 13-15　点按阴陵泉

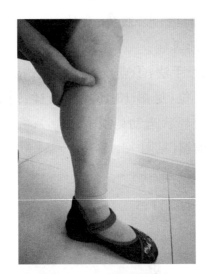

图 13-16　指揉阴陵泉

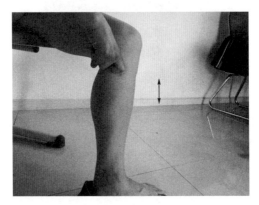

图 13-17　指推阴陵泉

▓(三)日常照护

　　(1)生活起居:生活有规律,按时作息,保证充足睡眠时间,避免过度劳累和刺激。保持环境安静。

二维码 13
肥胖穴位
按摩

(2)饮食护理:养成良好的饮食习惯和科学的膳食搭配,控制总热量,一日三餐定时定量。多食蔬菜水果等富含纤维素、维生素的食物,适当补充蛋白质,宜低糖、低脂、低盐;忌肥甘醇酒厚味、暴食。

(3)运动减肥:持之以恒的耐力运动既能提高心肺功能,又能消除体内多余脂肪,是减肥最常用的运动形式,如散步、快走、健身跑等。

(4)综合治疗:对于重度肥胖患者,穴位按摩配合中药、针灸效果更好。穴位按摩力度由轻到重,至有酸胀感为度,每次每穴 3～5 分钟。

十四、咽痛

(一) 概述

咽喉肿痛是一种常见病症,外感风热之邪、熏灼肺系,或肺、胃二经郁热上壅而致,如感冒、扁桃体炎、腮腺炎或病毒感染等,属实热证;如肾阴不能上润咽喉,虚火上炎,亦可致咽喉肿痛,属阴虚证。多见于气候干燥、大声嘶吼或生活中从事某些职业的人群(如教师、播音员、演员)。另外,经常吸烟、嗜酒、夜生活过度的人群亦多见。特效穴位按摩有较好效果。

(二) 特效穴按摩

1.少商

(1)解析:少商是手太阴肺经最末的一个穴位,为肺经井穴。具有宣肺利咽、解热醒神、消肿止痛的功效,为治疗咽喉肿痛的首选穴位。

(2)定位:拇指桡侧指甲角旁约 0.1 寸处(见图 14-1)。

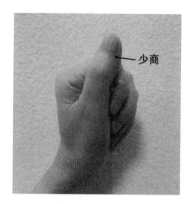

图 14-1　少商

（3）主治：咽痛喉肿、中风、中暑、昏厥、发热、癫狂、瘈症等。

（4）按摩手法：①点压：用探针或发夹点按穴位（见图 14-2）；②指掐：用拇指指尖掐按穴位（见图 14-3）；③点刺：可用三棱针点刺出血。

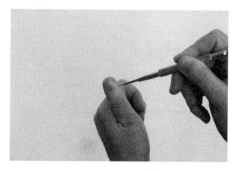

图 14-2　点压少商

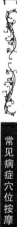

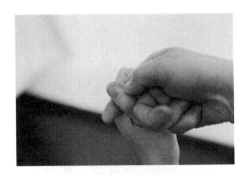

图 14-3　指掐少商

2.鱼际

（1）解析：属手太阴肺经，为肺经荥穴，具有疏风解表、清肺泻火、清热消肿、利咽止痛的作用，可治疗各种原因引起的咽喉肿痛。

（2）定位：第一掌骨中点桡侧，赤白肉际处（见图 14-4）。

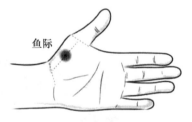

鱼际

图 14-4　鱼际

（3）主治：咽喉肿痛、咳嗽、气喘、咯血、胸痛、发热、失音等肺系热性病等。

（4）按摩手法：①指按：用拇指指腹按压穴位；

②指揉:用拇指指腹按揉穴位并做环状运动(见图14-5);③对搓:两手鱼际对搓,感觉酸痛时止(见图14-6)。

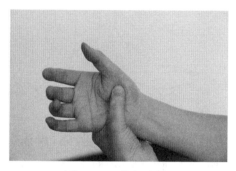

图14-5　指揉鱼际

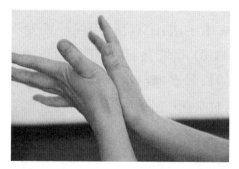

图14-6　对搓鱼际

3.太溪

(1)解析:太溪是足少阴肾经的原穴。具有滋阴益肾、清虚热的功效。按摩太溪对于咽喉肿痛引起的呼吸困难、声音嘶哑和胸痛咯血有很好的治疗和缓解作用。

（2）定位：足内侧，内踝尖与跟腱之间的凹陷处（见图14-7）。

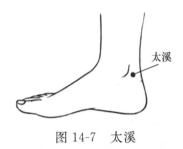

图14-7　太溪

（3）主治：头痛目眩、咽喉肿痛、齿痛、耳聋、耳鸣、气喘、胸痛咯血、消渴、月经不调、失眠、健忘等症。

（4）按摩手法：①点压：用探针或发夹点按穴位（见图14-8）；②指按：用两手拇指指腹按压穴位（见图14-9）；③拿捏：拇指指腹按太溪，食指指腹按昆仑相对拿捏（见图14-10）。

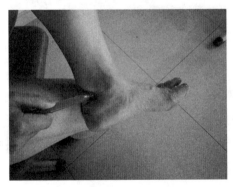

图14-8　点压太溪

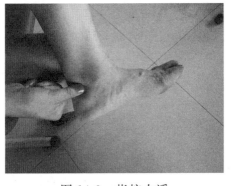

图 14-9　指按太溪

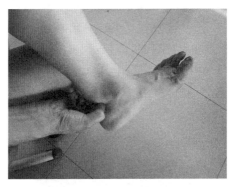

图 14-10　拿捏太溪

4.天突

（1）解析：天突为任脉和阴维脉的交会穴，是治疗咽喉部疾病的常用穴，具有宣通肺气、清咽止咳的功效。

（2）定位：天突在颈部，胸骨上窝中央（见图14-11）。

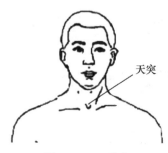

天突

图 14-11　天突

（3）主治：暴喑、咽喉肿痛、咳嗽气喘、呕逆、瘿瘤、梅核气等症。

（4）按摩手法：用食指或拇指指腹端按揉穴位，力度轻柔（见图 14-12、图 14-13）。

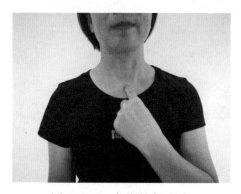

图 14-12　食指按揉天突

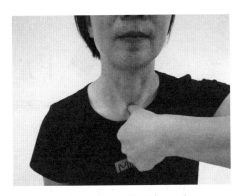

图 14-13　拇指按揉天突

(三)日常照护

(1)口腔卫生:注意咽喉卫生,养成早晚刷牙、漱口的习惯。避免用嗓过度。避免空气污染的环境,接触粉尘要戴口罩。戒烟戒酒,减少对咽喉的不良刺激。

二维码 14
咽痛穴位
按摩

(2)饮食调护:保持口腔咽喉湿润,多喝水,多食新鲜蔬菜和富有维生素的水果;适量饮利咽茶饮;少食辛辣刺激、煎炸、过冷、过烫及腌制食品。

(3)适量运动:坚持锻炼,增强体质,防止感冒。

(4)穴位按摩:每穴每次按摩 3～5 分钟。

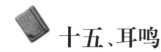

十五、耳鸣

‖‖(一)概述

耳鸣是指患者耳内或头内有声音的主观感觉,但体外环境中并无相应声源,是听觉功能紊乱所致的常见症状。耳鸣常会使人感到头昏脑涨、烦躁不安、焦虑失眠等,而心情紧张又可加重耳鸣,形成恶性循环。中医认为,老年人耳鸣,一是因为随着年龄的增长,听神经功能退化;二与肝火旺盛、风阳上扰,肾精亏虚、耳窍失养密切相关,通常伴有腰酸膝软等症,中药治疗及穴位按摩具有一定疗效。

‖‖(二)特效穴按摩

1.百会

详见"头痛"中百会穴的按摩方法。

2.听宫

(1)解析:听宫属于手太阳小肠经,是手、足少阳和手太阳三经之交会穴,因是听觉之宫城而得名,所以有"聪耳开窍用听宫"。耳门、听会位于听宫旁边,有相似功效。

(2)定位:耳屏前,下颌骨髁状突的后方,张口取穴(见图15-1)。

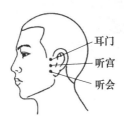

图 15-1　听宫

(3)主治:耳鸣、耳聋、聤耳等耳疾。

(4)按摩手法:①指按:大拇指或食指指腹按压(见图15-2);②指揉:大拇指或食指指腹做环状按揉(见图15-3)。

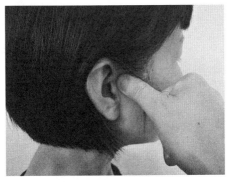

图 15-2　指按听宫

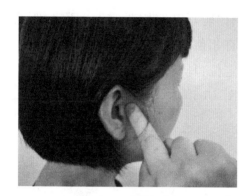

图 15-3　指揉听宫

3.太冲

(1)解析:太冲为足厥阴肝经腧穴、原穴,是人体补肝消气的要穴,按摩此穴能让人聪耳明目,神清气爽,主治肝肾不足、少腹、前阴及神志疾患。

(2)定位:足背第一、第二跖骨结合部之间凹陷中(见图 15-4)。

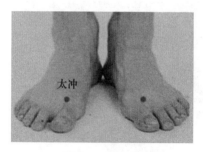

图 15-4　太冲

(3)主治:头痛眩晕、耳鸣耳聋、中风、癫痫等症。

(4)操作手法:①指压:拇指用力点压穴位(见图15-5);②指推:拇指或食指指腹向趾缝方向上下推擦(见图15-6)。

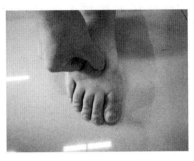

图 15-5　指压太冲

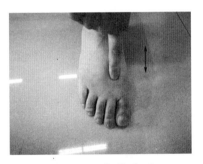

图 15-6　指推太冲

▌▌▌(三)日常照护▌

(1)起居有度:保证充足的睡眠,不要长时间戴耳机听音乐,尽量避免接触噪声。避免劳倦过度,节制房事。保持耳道清洁,禁止用坚硬的东西挖耳道。

（2）饮食调理：饮食宜富含营养，多食含铁、锌、维生素丰富的食物。戒烟禁酒，因咖啡因和酒精可使耳鸣症状加重。

二维码15
耳鸣穴位
按摩

（3）情志调理：心情舒畅，学会控制情绪，自我放松。

（4）穴位按摩：每次每穴 3～5 分钟。配合"常弹耳"效果会更好。